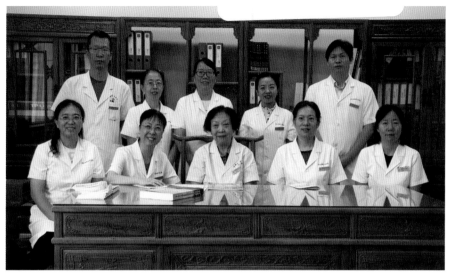

尹翠梅全国名老中医药专家传承工作室成员合影。

前排左起：樊晓红、刘亚丽、尹翠梅、吕蕾、郭晓霞；

后排左起：王悦尧、任海霞、杜桂营、杨丽丽、闫冬雪。

（拍摄于2021年8月）

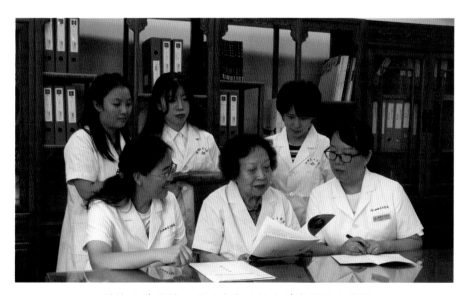

尹翠梅治学严谨，利用休息时间为学术继承人授课。

（拍摄于2021年7月）

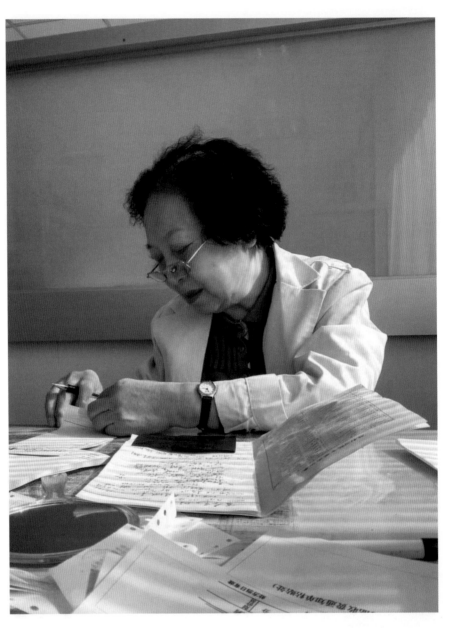

尹翠梅正在书写门诊病历及处方，对待临床工作一丝不苟。

（拍摄于 2018 年 11 月）

全国老中医药专家学术经验继承指导老师

荣誉证书

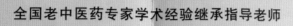 **尹翠梅** 同志于2002年11月被确定为第三批全国老中医药专家学术经验继承指导老师，为培养中医药人才做出了贡献，特发此证。

  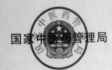
国家中医药管理局

二〇〇七年九月

证书编号： 07080

全国老中医药专家学术经验继承指导老师

证 书

尹翠梅 同志于2017年12月被确定为第六批全国老中医药专家学术经验继承指导老师，为培养中医药人才做出贡献，特授此证。

  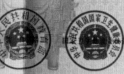

证书编号： ZDLS202104134

二〇二一年十月二十七日

尹翠梅先后被确定为第三批、第六批全国老中医药专家学术经验继承指导老师。

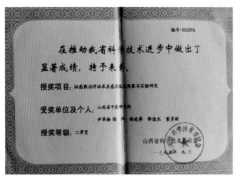

获山西省科技进步二等奖。

获山西省科技进步三等奖。

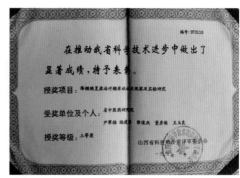

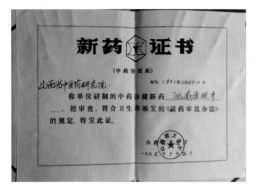

研制的"泌感康胶囊"的新药证书。

获首批"山西省名老中医"称号。

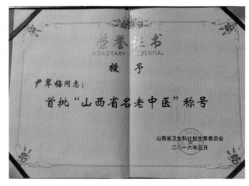

名老中医临证医案精粹（内分泌卷）

尹翠梅

内分泌疾病临证实录

刘亚丽◎主编

尹翠梅◎主审

尹翠梅全国名老中医药专家传承工作室

组织编写

中国健康传媒集团

中国医药科技出版社

内 容 提 要

尹翠梅主任医师是第三批、第六批全国老中医药专家学术经验继承指导老师，全国名老中医药专家传承工作室指导老师，首批山西省名老中医。尹翠梅主任医师从医五十余载，辛勤耕耘在中西医结合治疗内分泌疾病的领域，结合当今时代的社会特色，提出"脾病为先"是内分泌疾病发病的重要病因、病机，并灵活使用二陈汤化裁治疗内分泌疾病，临床疗效确切。尹翠梅全国名老中医药专家传承工作室成员认真挖掘、梳理尹翠梅主任医师的学术思想，并将其临证医案整理成书，供内分泌科医师、中医科医师，以及广大中医药爱好者参阅。

图书在版编目（CIP）数据

尹翠梅内分泌疾病临证实录/尹翠梅全国名老中医药专家传承工作室组织编写；刘亚丽主编.—北京：中国医药科技出版社，2022.10
（名老中医临证医案精粹.内分泌卷）
ISBN 978-7-5214-2773-8

Ⅰ.①尹… Ⅱ.①尹…②刘… Ⅲ.①内分泌病–中医临床–经验–中国–现代 Ⅳ.①R259.8

中国版本图书馆CIP数据核字（2022）第022397号

美术编辑 陈君杞
责任编辑 樊 莹
版式设计 友全图文

出版 **中国健康传媒集团** | 中国医药科技出版社
地址 北京市海淀区文慧园北路甲22号
邮编 100082
电话 发行：010-62227427 邮购：010-62236938
网址 www.cmstp.com
规格 710×1000mm ¹/₁₆
印张 14
字数 225千字
版次 2022年10月第1版
印次 2022年10月第1次印刷
印刷 三河市万龙印装有限公司
经销 全国各地新华书店
书号 ISBN 978-7-5214-2773-8
定价 **59.00元**

获取新书信息、投稿、为图书纠错，请扫码联系我们。

编委会

主　审　尹翠梅

主　编　刘亚丽

副主编　吕　蕾　闫冬雪　杜桂营

编　委（按姓氏笔画排序）

　　　　王悦尧　任海霞　杨丽丽

　　　　郭晓霞　樊晓红

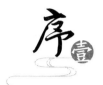

序壹

尹翠梅教授是我在原山西省中医研究所（现山西省中医药研究院、山西省中医院）工作时的同事，毕业于山西医科大学，20世纪80年代初脱产学习中医两年。尹教授从事中西医结合临床工作50余年，是山西省首批名老中医，第三批、第六批全国名老中医药专家学术经验传承工作的指导老师。同时，她还是山西省中医院内分泌科的创始人和糖尿病研究所的所长。几十年来，她的团队精诚合作，立足本职，勤求古训，融会新知，在中医药学这个既古老又极具中国特色的生命科学中戮力前行。随着社会的发展和进步，疾病谱也发生了很大的变化。现代医学模式也随之向生物-心理-社会医学模式靠近。在我国日新月异的变化下，人民生活水平普遍提高，由于饮食结构的改变，加之不良生活习惯和工作生活中的压力增大，所谓的代谢性疾病，如糖尿病、痛风、高血压等，严重地阻碍了人们对健康长寿的追求。然而，从中医药学角度来审视这些疾病的起因，似无不与中医脾胃学说相关。经尹翠梅教授团队多年的临床观察，这些疾病均属痰湿作祟。因此，治疗上悉遵从"脾为生痰之源""百病多为痰作祟"的理论，选方则以健脾除湿化痰的名方"二陈汤（《太平惠民和剂局方》）"为基本方剂，颇有效验，并优选衍化出了自拟方"消食助运方"治疗糖尿病等内分泌疾病获得了良好的效果，先后发表论文50余篇；获奖2项，其中，泌感康胶囊获新药证

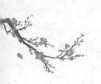

书并实现技术转让；在多次学术交流会上均获得好评。因此，尹教授团队决心详加整理成书，定名为《尹翠梅内分泌疾病临证实录》，以资交流，相互学习。用心良苦，实为善举，嘉慧医林。爰为序。

山西中医药大学

王世民

辛丑年夏月.

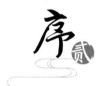

序贰

在新型冠状病毒肺炎疫情防控中，中医药充分展现实力，中西医结合、中西药并用发挥重要作用，又一次掀起"西学中"的热潮。我们应当记得，中华人民共和国成立初期，中央曾发出"西学中"的号召，那个年代走上"西学中"之路的老一辈们，如今都已是名医大家，山西省中医院的尹翠梅便是其中的一位。

尹翠梅从医学院毕业后投身基层医疗，在基层实践中开始学中医、用中医。后来参加了山西省"西学中"班，从综合医院转战中医院，扎根临床数十载，并负责组建了山西省中医院内分泌科和糖尿病研究所。糖尿病是当今世界最严重的公共卫生问题之一，我国糖尿病的发病率亦很高。应对糖尿病危机，山西中医界取得的成就，在很大程度上得益于尹老付出的努力。她继承中医消渴病理论，结合糖尿病现代诊疗规范，在前人基础上提出"脾病为先"的学术思想，创制"祛瘀化痰消渴方"，又融经典名方二陈汤、枳术汤于一炉，自拟"消食助运方"，丰富了中医药治疗糖尿病的理论和方法。尹老取得的成就是"西学中"在山西成功实践的一个缩影。

我在山西省中医院读研究生时，尹老待我如她的学生，给予了无私的指导和帮助。研究生毕业后，尹老邀我加入她的团队，给了初出茅庐的我一个检验和展示自己的机会。不久之后，我负责医院科技开发工作，接着任业务副院长，包括尹老在内的各科室的前辈

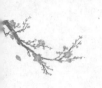

们全力支持我的工作，让我得以年轻之力胜任艰巨的任务。离开山西省中医院到现在已有二十年，尹老还时常挂念，关心我身体健康，询问我科研进展，让我倍感师生情谊之温暖。

师带徒是千百年来中医药薪火相传的重要途径。尹老退休后坚持坐诊带徒，借全国名老中医药专家学术经验继承工作的平台，将其宝贵的学术经验传于年轻一代，汇成此书一册，此乃中医后学之幸、群众健康之福。愿学者不只领悟其学术思想、继承其临证经验，更要弘扬老一辈中医人的敬业精神，在新时代接续推进中医药传承创新发展。

谨此为序。

周然

2021.5

前言

中医学有着几千年的悠久历史，在应对当代面临的严重健康挑战中有着独特的优势和特色，具有不可替代的重要地位和作用。中医药必将为人类健康做出新的重大贡献，迎来一个大放异彩的新时期。

尹翠梅教授于20世纪60年代毕业于山西医科大学，80年代初又脱产学习中医，既有坚实的西医基础，又有系统的中医理论，成为山西省中西医结合内分泌学科领域的翘楚。

尹翠梅教授守正创新，辨证准确，用药灵活，形成了自己独特的诊疗思路，提出"脾病为先"是内分泌疾病发病的重要病因病机，并创立了近20个治疗内分泌疾病的有效方剂，临证颇显奇效。

本书归纳总结了尹翠梅教授的学术思想，详细记录了尹翠梅教授常用的自拟方剂，系统整理了尹翠梅教授在治疗内分泌疾病，如糖尿病及其慢性并发症、甲状腺疾病、痛风、更年期综合征、肥胖症、多囊卵巢综合征等方面的诊治经验。

由于编者水平有限，书中难免存在疏漏之处，敬请各位读者指证！

编　者
2022年5月

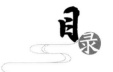

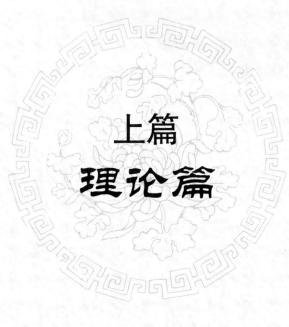

上篇
理论篇

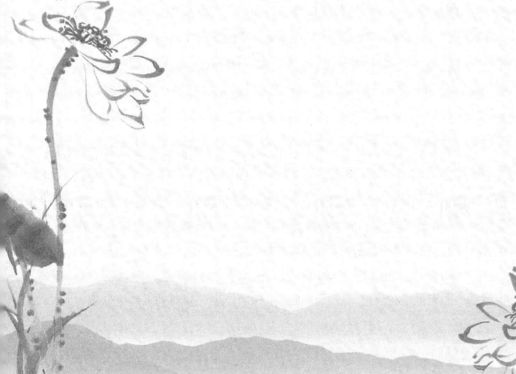

第一章
医家小传

尹翠梅，女，汉族，1943年1月出生于山西省文水县。自幼喜爱读书，尤其是医学典籍。1962年考入山西医学院（现山西医科大学）医疗系，毕业后于临床一线从事中西医结合工作。工作期间，参加了山西省卫生厅举办的西医离职学习中医班，系统地学习了中医理论知识。现为主任医师、山西省首批名老中医。

尹翠梅先后工作于山西省储备物资管理局171处卫生所、山西医学院第三附属医院（现山西省肿瘤医院）、山西省中医研究所（现山西省中医药研究院、山西省中医院）。曾在山西省中医院大内科、肾病科、内分泌科从事临床一线中西医结合工作。曾担任山西省中医药研究院（山西省中医院）肾病科副主任、内分泌科主任、糖尿病研究所所长，兼任山西中医药大学教授、山西省卫生系列高级专业技术职务任职资格评审委员会委员并中西组组长、山西省医疗事故专家库成员，并在内分泌相关学会担任常务理事、委员等职务。2003年担任第三批全国名老中医药专家学术经验继承工作指导老师、2017年担任第六批全国名老中医药专家学术经验继承工作指导老师。2018年被评为全国名老中医药专家传承工作室建设项目专家。

尹翠梅于1990年组建了山西省中医药研究院（山西省中医院）内分泌科，1994年组建了山西省中医药研究院（山西省中医院）糖尿病研究所，填补了山西省中医单位中医内分泌学术的空白。尹翠梅带领的内分泌科于2003年被共青团中央、中华人民共和国卫生部授予"全国青年文明号"。尹翠梅曾获"山西省三八红旗手""巾帼标兵"等荣誉称号。

尹翠梅坚守中西医结合，挚爱中医终不悔，满腔热忱铸医魂，心系病患天酬勤，爱岗敬业挖瑰宝，在行医的路上树新思想、立新观点，更好地为人民服务。从医53年，尹翠梅深感中医学是一个伟大的宝库，用之不尽挖之不竭。只有深入挖掘，刻苦钻研，中西医结合才能有新的闪光点。尊古而不泥古，古为今用，学经典做临床，尽自己的努力完善专业知识，树立独特的诊疗思路，故虽已退休多年，现仍坚守自己的医学平台。

第二章
学术思想初探

尹翠梅教授在医学路上辛勤耕耘几十载，形成了自己独特的学术思想，即"脾病为先"是当今时代下内分泌疾病的主要病因病机，治疗内分泌疾病应健脾利湿、化痰散结、活血化瘀，投以二陈汤为主并加减方药，收效颇显。

一、与时俱进，提出当今时代"脾病为先"

随着我国国民经济的快速发展，人民的物质生活极大丰富，膏粱厚味美食丰盛，导致了肥胖人群的增加。随着生活和工作压力的加大，思虑的增多，代谢性疾病、甲状腺疾病等心身疾病的发病率也在增加。在门诊诊疗的望诊中，发现舌体胖大，舌边或轻或重的齿痕，舌苔白厚或白厚腻、黄厚腻，舌下系带紫暗每每多见，且临床症状多见乏力、嗜睡、脘腹胀满、浮肿、多食而不化、痰多等，表现为脾虚痰湿体质。由此诸症，尹翠梅在临床中想到了当今时代脾病为先是大多数内分泌疾病的发病病机，即脾病为先，运化不足，脾不散精，痰浊自生，临床诸证丛生。曾统计门诊半年内接诊的2887例患者，其中，痰湿体质者61.28%，在这些患者中使用消食助运方（尹翠梅教授自拟化痰助运方剂）的比例达70.36%。

二、学习中医理论，"后天之本"提上议事日程

中医理论认为：脾主运化升清，脾为后天之本，脾为气血生化之源，脾为生痰之源。《素问·至真要大论》云："诸湿肿满皆属于脾"。李杲在《脾胃论》中提出"内伤脾胃，百病由生"的观点，得出了"脾土为本"之论。《脾胃论》云："真气又名元气，乃生身之精气也，非胃气不能滋之。""脾胃之

气，既伤而元气亦不能充，而诸病之所由生也。"在脾胃的功能上，主要提到了脾胃滋养元气，以及脾胃在精气升降中的独特枢纽作用，且指出了内伤病的形成，是由元气不足所致，而元气之不足则是因脾胃损伤的缘故，因而，脾胃是元气之本，元气是健康之本，脾胃伤则元气衰，元气衰则疾病由此而生。

中医认为：脾主运化、主升清、主统血、主肌肉四肢。脾开窍于口，其华在唇。《灵枢·脉度篇》云："脾气通于口，口和则能知五谷矣。"说明人的饮食及口味与脾的功能也有密切的关系。脾主肌肉，口为脾窍，脾气健运营养充足，则唇红润泽。

三、从中医五行学说论"脾病为先"

1. 脾与心

脾生血，心主血，脾气足才有生化之源，心血才能充盈。脾气虚运化失职，血的生化不足，导致心血虚，血虚无以滋养于脾，又致脾气不足，由此不能生化血源而加重心血不足，进而生成心脾两虚的证候。

2. 脾与肺

肺主一身之气，脾为气血生化之源。肺中所需津液要依靠脾的运化水谷来供应，而脾的运化水谷又赖于肺气宣发和肃降功能的协调。《素问·经脉别论》云："脾气散津，上行归于肺，通调水道，下输膀胱"。这足以看出脾肺之间的生理相互依存内在联系，这也是"脾为生气之源，肺为元气之枢"，以及"脾为生痰之源，肺为贮痰之器"的说法所在。

3. 脾与肝

肝藏血而主疏泄，脾统血主运化，且为气血生化之源。脾胃的升降之气有赖于肝气的疏泄和条达。肝失疏泄则脾胃升降不力，导致运化失司，形成脾胃不和。这就是肝病传脾，见肝之病当先实脾之理也。

4. 脾与肾

脾为后天之本，肾为先天之本。脾主运化需借助肾中阳气温煦；肾之精气更有赖于脾之运化的水谷精微不断的生化与补充，二者在生理上相互资助和促进，病理上互为因果相互影响。脾阳不足无生化之源，不能补足肾阳之精微；而肾阳不足又无温煦之气，影响脾的运化，这也是常见的脾肾阳虚证。

5.脾与胃

脾与胃互为表里关系，脾主运化，胃主受纳；脾喜燥恶湿以升为顺，胃喜润恶燥以降为和，二者相互络属，体现了和谐的表里关系。胃受纳腐熟水谷是脾之运化资源的基础，脾的运化又是使胃继续受纳腐熟水谷的动力需要，二者一纳一运，一熟一转相互配合，才能完成人体的消化和吸收，否则脾胃不和之症同时并见。

我们以脾之重要，论之与五脏一腑的上述关系，看到了脾与五脏一腑的生克乘侮规律，体现了脾病为先的生理病理及病机转归，为辨证施治开辟了广阔的思路。

四、学经典认识痰瘀理论与"脾病为先"的关系

《内经》中提到："脾不独主于时而寄旺于四季之末"，一年四季无时不主，任何组织器官在任何时令中都不能离开脾胃所运化的水谷精气滋养。《素问·玉机真脏论》说："脾脉者，土也，孤脏以灌四旁者也。"《灵枢·本神》提到：脾胃充盛，五脏安和，脾胃受损则"五脏不安"。《景岳全书·杂证谟》提到：如果脾病影响四脏，分治四脏而不愈者，常常通过治脾而愈。《慎斋遗书》说："诸病不愈，必寻到脾胃之中，方无一失。何以言之？脾胃一伤，四脏皆无生气，故疾病日多矣。万物从土而生，亦从土而归。补肾不如补脾，此之谓也。"由此充分说明了诸病之治必从脾土开始之重要性。

古人云："脾为生痰之源""痰为百病之母""怪病多痰""怪病从痰治"，痰既是致病因子，又是病理产物。脾虚不能运化水湿，水湿潴留，聚而成痰；脾虚升清不力，水谷精微不能布精于肺，下输水道，则清者难升，浊者难降，留中滞膈，聚而成痰。脾主湿，湿聚则为痰。痰性滑利，可渗于血脉之中随气运行，流动不测，上至巅顶，下至涌泉，随气升降，外而皮肉经隧，内而五脏六腑，无处不到，故痰由脾生，疾病从脾治，百病才能治愈。

元代朱震亨《丹溪心法·痰十三》卷二提出："百病中多有兼痰者，世所不知也""治痰法，实脾土，燥脾湿是治其本也。"

明代张介宾提到"治痰求本，使根本渐充，则痰将不治而自去矣"，"痰为百病之母"，必从脾病求本之意对临床有实践意义。

清代沈金鳌提出："痰为诸病之源，怪病皆由痰成矣。"

清代刘一仁《医学传心录》提到："痰不自生，生必有故；或因风，或因寒，或因热，或因湿，或因暑，或因燥……。今之治痰者，但知南星、半夏为治痰之药，而不知治痰之本，故痰愈生而病难除也。予也管见，敢以治病之药叙之：夫因风而生痰者……，然此皆为辅佐之药，而主剂——二陈汤，又不可少也。"

痰聚久而成瘀，痰为阴质之邪，易渗透滞留于血脉之中随血而行，但痰的黏腻之性极易沉积在脉络之壁，从而日积月累阻塞脉道，血行不畅而形成瘀血。瘀血一旦成形反而影响水液代谢，此时水湿内停再聚结成痰饮，这样痰阻血脉，血瘀又聚结成痰贯穿于疾病的始终，故二者既是致病因子，又是病理产物，久之变生他病，影响患者疾病的转归。清代唐容川所著《血证论》中提到："血积既久，亦能化为痰水"，从而在辨证论治时既要活血化瘀，亦要化痰散结。脾虚生痰，痰成瘀血，故仍要从脾病为先立论而治之。

五、当今"脾病为先"开拓千年古方二陈汤

众所周知："脾为后天之本""脾为生痰之源""痰为百病之母""痰为诸病之源""治痰求本"。明代张介宾对痰饮论述极为丰富详尽，最可取之处是气虚生痰及治痰求治本的学术见解。他认为痰即人身之津液，无非水谷之所化，而痰之作，必由元气之病。"惟是元阳亏损，神机耗散，则水中无气，而津凝血败，皆化痰耳！"正因痰乃津血所化，故治疗痰证时，强调治疗生痰之本，强调"治痰之本，使根本渐充，则痰将不治而自去矣。"清代冯兆张所著《冯氏锦囊秘录·杂症》卷十二曰："治痰不理脾胃，非其治也。"并提到"古人用二陈汤为治痰通用者，所以实脾燥湿，治其标也。然以之而治湿痰、寒痰、痰饮、痰涎则是矣。"清代医家王昂所著《医方集解》中提到："治痰通用二陈"。清代沈金鳌提出："痰为诸病之源，怪病由痰成矣。"金代李东垣所著《脾胃论》提出："脾胃不足，不同余脏，无定体故也。其治肝、心、肺、肾有余不足，或补或泻，惟益脾胃之药为切"，说明"内伤脾胃，百病由生"之后，各种证治原则，提示由痰而为，脾病为先，治痰之切，言之有理。元代朱震亨《丹溪新法·痰十三》卷二提出："百病中多有兼痰者，世所

不知也""治痰法，实脾土，燥脾湿治其本也"。清代刘一仁所著《医学传心录》提到："痰不自生，生必有故；或因风，或因寒，或因热，或因湿，或因暑，或因燥，或因酒积，或因食积，或因脾虚，或因肾虚。今治痰者，但知南星、半夏为治痰之药，而不知治痰之本，故痰愈生而病难除也。予也管见，敢以治本之药叙之；夫因风而生痰者，痰唾涎沫，其脉浮弦，治以前胡、旋复花之类；因寒而生痰者，痰唾清冷，其脉沉迟，治以姜、桂、细辛之类；因热而痰者，痰唾胶黄，其脉洪数，治以芩、连、栀、膏类；因湿而生痰者，痰唾碧绿，其脉浮缓，治以苍术、茯苓之类；因暑而生痰者，痰唾腥臭，其脉虚微，治以香薷、扁豆之类；因燥而生痰者，痰唾如线，或如小珠，或如胶漆，咳嗽难出，其脉滑数，治以蒌仁、花粉、贝母之类；因酒积而生痰者，痰唾呕恶，清晨发嗽，治以猪苓、葛花之类；因食积而生痰者，痰唾桃胶、蚬肉之状，胸腹闷闷不安，治以香附、枳实、神曲、麦芽之类；因脾虚而生痰者，痰唾不时，倦怠少食，治以白术、陈皮之类；因肾虚而生痰者，痰唾之时，即如潮涌，发于五更之际，治以天门冬、麦门冬、五味子之类。然此皆为辅佐之药，而主剂二陈汤，又不可少也。"提示二陈汤治痰证，实乃祛痰主剂。前贤清代陈念祖提出："二陈汤为痰饮之通剂也。"

学经典做临床，以当今时代脾病为先，从痰证着眼，施二陈汤入手，结合痰证特点，随机应症辨证加药，异病同治，把健脾燥湿、化痰祛瘀灵活应用，可开拓出很好的临床治疗思路。

第三章
常用治法及方药

前贤唐容川在《血证论》七卷中提到二陈汤，即：半夏3钱、陈皮3钱、茯苓3钱、甘草2钱，曾曰："此方为去除痰饮之通剂。痰之本，水也，茯苓治水，以治其本。痰之动，湿也，茯苓渗湿以镇其动。其余半夏降逆，陈皮顺气，甘草调中，皆取之以为茯苓之佐使耳。故仲景书，凡痰多者，俱加茯苓，呕者俱加半夏，古圣不易之法也。今人不穷古训，以半夏为祛痰专品，不知半夏非不祛痰，而辛降之气最甚，究属降气之主。故凡用药，不可失其真面也。"

《景岳全书》记载："见痰休治痰，善治者，治其生痰之源。"脾失健运，相应脏腑受损，水湿不行，聚而为痰饮。痰是脏腑功能失调，水液代谢障碍的病理产物，可滞留体内脏腑、组织、肌肉、经脉、关节多处，无处不在，无物可证，无形可见，故更能形成导致特殊的致病因子和相应的病证，体现了中医"怪病从痰治"的深刻道理。

在当今时代下，尹翠梅提出"脾病为先"，古代医家又把二陈汤治痰病列为君主之方，尹翠梅因此亦广用二陈汤治疗内分泌疾病，收效颇好。尹翠梅从医50余载，亦总结出很多常用的自拟方剂，广泛用于治疗内分泌系统常见疾病。

一、二陈汤

出自宋代陈师文所著《太平惠民和剂局方》，是治疗痰证的方剂，为健脾祛痰剂，可治疗脾虚痰饮导致的疾患。

【组方】制半夏、陈皮、茯苓、甘草。（原有生姜、乌梅，现已不用）

【功效】健脾化痰。

【方解】

君药：半夏，味辛温，入脾、胃经，燥湿祛痰，降逆止呕，消痞散结。

臣药：陈皮，味辛苦温，入脾、肺经，理气健胃燥湿。气顺则痰降，气化则痰消，气机不畅则痰凝，痰凝气滞更阻滞，故辅以陈皮。

佐药：茯苓，味甘平，入心、肺、脾、胃、肾经，利水渗湿，健脾和中。

使药：甘草，味甘平，入十二经，补脾益气，调和诸药。

【加减】以痰性加药：

风痰者，加白附子，味辛甘温，入肝、胃经，祛风痰，逐寒湿。

寒痰者，加干姜，味大辛大热，入心、肺、脾、胃、肾经，温中回阳，温化寒痰；加细辛，味辛温，入心、肺经，祛风散寒止痛，温肺祛痰。

热痰者，加瓜蒌，味甘寒，入肺、胃、大肠经，清热化痰，宽中散结；加天竺黄，味甘寒，入心、肺经，清热豁痰，凉心定悸；加黄芩，味甘寒，入肺、胆、大肠、小肠经，清热燥湿，止血安胎。

食痰者，加莱菔子，味辛甘平，入脾、胃、肺经，行滞消食，降气祛痰；加枳实或枳壳，味苦微寒，入脾、胃经，破气行痰，散结消痞。

顽痰者，加礞石，味甘咸平，入肺、肝经，下气坠痰，镇肝止痉；加海浮石，味咸平，入肺经，清肺化痰，软坚散结。

【主治】痰饮、咳嗽、胸膈闷胀、恶心呕吐。

二、消食助运方

学古而不泥古，读经典做临床。唐容川之《血证论》提到："血生于心火而下藏于肝，气生于肾水而上主于肺，其间运上下者，脾也。水火二脏，皆系先天。人之初胎，以先天生后天，人之既育，以后天生先天。故水火两脏，全赖于脾。食气入胃，脾经化汁，上奉心火，心火得之，变化而赤，是之谓血。故治血者，必治脾为主。……至于治气，亦宜以脾为主，气虽生于肾中，然食气入胃，脾经化水，下输于肾，肾之阳气，乃从水中蒸腾而上。清气生而津液四布，浊气降而水道下行。水道下行者，犹地有江河，以流其恶也。津液上升者，犹土膏脉动，而雨露升也。故治气者必治脾为主。"

当今时代"脾病为先"，气血病证居多。脾虚者，痰浊尤生，痰浊不化，痰多生疾，郁久变生它病。脾为后天之本，主运化主统血，且"脾为生痰之源""百病从痰治"。二陈汤为祛痰通剂，君主之方，有很好的健脾胃、祛痰湿的功效。为进一步强化该方之功效，加用帮助脾升胃降之枳术汤，泽兰活血通经行水，薏苡仁健脾渗湿，焦三仙、炒谷芽消积散瘀滞，更有助二陈汤健脾祛痰之功，故自拟"消食助运方"。

【组方】二陈汤（制半夏、陈皮、茯苓、甘草）加枳术汤（白术、枳实）、泽兰、薏苡仁、炒谷芽、焦三仙。

【功效】健脾助运，消食化痰。

【方解】枳术汤出自《金匮要略》，是健胃剂，因脾胃脏腑相表里，脾以升为顺，胃以降为和，二者协调才能更好地完成人体的消化吸收，营养物质的输送才能更通畅。

泽兰，味苦辛微温，入脾、肝经，活血通经行水；薏苡仁，味甘淡微寒，入脾、肾、胃经，利水渗湿，健脾止泻，祛湿除痹，清热排脓；山楂，味酸甘微温，入脾、胃、肝经，消食积，散瘀滞；麦芽味咸平，入肝、胃经，消食和中；谷芽味甘平，入肝、胃经，消食和中，健脾开胃；神曲味甘辛温，入脾、胃经，消食和胃。全方共奏祛痰湿、健脾胃之功，以保障人体的消化吸收功能，对肥胖、食积、脾虚痰湿体质之患疗效甚优。

消食助运方健脾助运，化痰祛湿，随症加味，应用广泛。尹翠梅应用此方得心应手，随症加减药味灵活，补不留邪，清不伤正。治气、治血必依脾，治脾加味用二陈，消食助运是关键，以达到治疗内分泌疾病及疑难杂证之目的，更加体现了脾病为先、百病从痰治、异病同治的优势。选药时需注意药品归经、性味符合辨证施治，才能更为完善，疗效确切。

三、消渴方1号

【组成】生地黄10g、熟地黄10g、茯苓15g、泽泻10g、牡丹皮10g、丹参30g、葛根10g、桃仁10g、红花10g、生甘草3g。

【功效】滋阴清热，活血化瘀。

【方解】本方为六味地黄丸去山茱萸、山药，加桃仁、红花、丹参、葛根、生甘草而成。方中生地黄、熟地黄、葛根滋阴清热；茯苓、泽泻、牡丹皮去肾浊、活血；桃仁、红花、丹参活血化瘀；生甘草，调和诸药、清热。全方共达益气养阴清热之效。

【主治】阴虚燥热兼血瘀型消渴病。

四、消渴方2号

【组成】太子参30g、天冬10g、麦冬10g、五味子10g、生地黄12g、天花粉30g、女贞子12g、牡丹皮10g、黄芪30g、黄精10g、栀子10g、淡豆豉10g、丹参30g、葛根10g、生甘草3g。

【功效】益气养阴。

【方解】本方由生脉饮加减而成。方中太子参、黄芪、天冬、麦冬、五味子益气养阴；生地黄、天花粉、女贞子、黄精、葛根滋阴生津；牡丹皮、栀子清热；淡豆豉清虚热，清心除烦；丹参活血化瘀；生甘草调和诸药、清热。全方共奏益气养阴之效。

【主治】气阴两虚型消渴病。

五、消渴方3号

【组成】生地黄10g、山萸肉10g、女贞子10g、五味子10g、肉苁蓉30g、续断12g、桑寄生12g、淫羊藿10g、党参30g、茯苓10g、白术10g、生甘草3g、桂枝10g、红花10g。

【功效】滋阴温肾，活血化瘀。

【方解】方中生地黄、山萸肉、女贞子、五味子滋阴；肉苁蓉、续断、桑寄生、淫羊藿补肾阳；四君子汤健脾益气；桂枝温经通络；红花活血化瘀。

【主治】阴阳两虚兼血瘀型消渴病。

六、消渴方4号

【组成】陈皮12g、茯苓15g、半夏9g、僵蚕10g、浙贝母10g、三棱10g、莪术10g、生黄芪30g、生甘草3g。

【功效】健脾化痰，活血化瘀。

【方解】本方以二陈汤加减，增加化痰活血通络之品。二陈汤中半夏、陈皮、茯苓、甘草健脾化痰；加僵蚕、浙贝母增化痰之效；三棱、莪术破血化瘀；黄芪益气扶正。诸药合用，使得痰瘀化解而去。

【主治】痰浊血瘀型消渴病。

七、消瘿方

【组成】柴胡10g、郁金10g、延胡索10g、川芎10g、广木香10g、山慈菇10g、夏枯草12g、生牡蛎30g、浙贝母10g、白术12g、生龙齿30g、炒酸枣仁30g、远志10g、甘草6g。

【功效】理气活血，软坚散结，养血安神。

【方解】方中柴胡、郁金、延胡索、木香疏肝理气；川芎活血化瘀；山慈菇、夏枯草、生牡蛎、浙贝母软坚散结；白术、甘草健脾化痰；生龙齿、炒酸枣仁、远志重镇、养血、安神。

【主治】瘿病，症见心烦易怒、心悸失眠、颈前肿物随吞咽上下移动者。

八、甲减方

【组成】黄芪30g、防风12g、生白术10g、续断10g、桑寄生10g、淫羊藿10g、烫狗脊10g、制何首乌10g、醋延胡索10g、川芎12g、香附10g、高良姜6g、甘草3g。

【功效】益气固表，温补脾肾。

【方解】本方以玉屏风散加减。方中黄芪、白术、防风、甘草益气固表；续断、桑寄生、淫羊藿、烫狗脊、制何首乌温补肾阳；延胡索、香附理气止痛；高良姜祛寒，温脾胃；川芎活血化瘀。

【主治】瘿病，症见乏力、怕冷、腰膝酸软者。

九、益肾康复方

【组成】金银花15g、连翘10g、板蓝根15g、桔梗10g、白花蛇舌草30g、生黄芪30g、党参30g、芡实12g、鸡内金10g、续断12g、桑寄生12g、丹参

30g、红花10g、生薏苡仁15g、益母草30g、甘草6g、金樱子15g。

【功效】疏风清热，补肾活血。

【方解】方中银花、连翘、板蓝根、桔梗清热解表；白花蛇舌草清热解毒；黄芪、党参、甘草益气；芡实、金樱子收敛固摄；续断、桑寄生补肾；丹参、红花活血化瘀；生薏苡仁健脾化湿；益母草活血利水；鸡内金健脾消食和胃。全方共达清热解毒、益气固表、收敛固涩之效。

【主治】链球菌感染所致的肾病综合征。

十、通络止痛方

【组方】生黄芪30g、党参30g、续断12g、牛膝10g、片姜黄10g、红花10g、鸡血藤30g、桂枝10g、川芎10g、细辛3g、赤芍10g、甘草3g、白芍10g、延胡索10g。

【功效】益气补血，通络止痛。

【方解】生黄芪、党参补气升阳，补脾益肺为君药。续断补肝肾，强筋骨；川芎、延胡索活血，行气，止痛，三药共为臣药。牛膝逐瘀通经，补肝肾，强筋骨，引血下行；片姜黄破血行气，通经止痛；桂枝温通经脉，助阳化气，行于上肢；红花活血通经，散瘀止痛；鸡血藤活血补血，通经止痛，舒筋活络；细辛散寒化饮，祛风止痛；赤芍凉血，散瘀，止痛；白芍养血，敛阴，止痛，八药共为佐药。甘草补脾益气，缓急止痛，调和诸药，为使药。全方共奏益气补血，通络止痛，通调上下、寒热、虚实之功。

【主治】糖尿病周围神经病变、糖尿病周围血管病变。

十一、咽痛咽痒方

【组方】黄芩6g、黄连6g、黄柏6g、桔梗10g、乌梅10g、马勃10g、木蝴蝶10g、玄参10g、郁金10g、蝉蜕6g、金果榄6g、甘草3g。

【功效】解毒、疏风、利咽。

【方解】根据中医理论，咽为胃之关，喉为肺之门，外感之邪入肺易伤喉，饮食不当入胃易损咽；病情日久耗伤肺肾之阴，虚火上炎于喉，而发咽痛、咽痒之症。故选黄芩清泻肺热，解毒；黄连清泻胃热，解毒；黄柏清泻相火，解毒疗疮，三药为君药。桔梗宣肺，利咽，祛痰；玄参清热凉血，滋阴降火，解毒散结；木蝴蝶清肺利咽，疏肝和胃，敛疮生肌；三药共为臣药，助君药清泻肺、胃、肾火。马勃清肺利咽；金果榄清热解毒，利咽消肿；乌梅敛肺，生津；蝉蜕疏散风热，利咽息风；郁金行气解郁，五药共为佐药。甘草补益脾肺，清热解毒，调和诸药，为使药。全方共奏解毒、疏风、利咽之功。

【主治】咽炎、咽痒、咽痛。

十二、乌发止脱方

【组方】生地黄12g、制何首乌10g、黑芝麻30g、女贞子10g、鸡内金10g、决明子10g、桑椹子10g、川芎10g、白芷10g、延胡索10g、生黄芪30g、当归10g、赤芍10g、白芍10g、甘草6g。

【功效】补益肝肾气血，生发乌发止脱。

【方解】制何首乌补肝肾，益精血，乌须发，化浊降脂；生地黄清热凉血，滋养肝肾阴津；生黄芪补气升阳；当归补血活血，取当归补血汤之意，以益气生血，四药共为君药。黑芝麻补益精血，润发乌发；女贞子滋补肝肾，明目乌发；决明子滋益肝肾，镇潜补阴；桑椹子滋阴补血，生发乌发，四药共为臣药。鸡内金消食健胃，气血化生有源；川芎活血行气，引药上行；白芷上行头目，遍通肌肤毛窍，利泄邪气；延胡索活血行气；赤芍凉血散瘀；白芍养血敛阴，六药共为佐药。甘草补脾益气，调和诸药，为使药。全方紧扣白发、脱发之肝肾、气血不足的病机，同时兼顾脾胃及气血运行，使补而不滞，温而不燥，直达病所。

【主治】白发、脱发。

十三、敛汗方

【组方】防风10g、生黄芪30g、白术10g、麻黄根30g、浮小麦30g、生牡蛎30g、党参15g、甘草3g。

【功效】益气，固涩，敛汗。

【方解】生黄芪补气升阳，固表止汗；白术健脾益气，止汗；防风走表而御风邪，为玉屏风散组方，补气、固表、敛汗，共为君药。麻黄根、浮小麦固表止汗，益气，除热；党参补脾益肺，养血生津，为臣药。生牡蛎潜阳补阴，收敛固涩，为佐药。甘草补脾益气，调和诸药，为使药。全方益气、固表、敛汗，标本兼治，疗效确切。

【主治】气虚自汗。

十四、水肿方

【组方】生黄芪30g、防己12g、猪苓12g、大腹皮30g、车前子30g、益母草30g、续断12g、淫羊藿12g。

【功效】益气祛风，利水消肿。

【方解】生黄芪补气升阳，利水消肿；防己利水消肿，善走下行，取黄芪防己汤之意，益气、祛风、利水，为君药。水肿主要与肺、脾、肾三脏相关，选归肾、膀胱经的猪苓利水渗湿；归脾、胃、大肠经的大腹皮行气宽中，利水消肿；车前子清热利尿，祛湿消肿，共为臣药。益母草活血通经，利水消肿；续断、淫羊藿补肝肾，祛风除湿，共为佐使药。全方共奏益气祛风、利水消肿、通调三焦之效。

【主治】糖尿病肾病。

十五、清热解毒燥湿通淋方

【组方】白头翁15g、黄连6g、黄柏6g、秦皮10g、土茯苓10g、苦参10g、陈皮10g、甘草6g。

【功效】利湿解毒，燥湿通淋。

【方解】本方为尹翠梅治疗泌尿系感染的经验方，方取白头翁汤加味。白头翁汤本为治疗热毒痢疾的方剂，现代研究表明白头翁汤不仅可以作用于痢疾杆菌，还可以作用于大肠杆菌、阿米巴原虫、滴虫等。大肠杆菌是泌尿系感染的重要菌种，同时两种疾病病位接近（前后阴），故尹翠梅将白头翁汤用于治疗泌尿系感染，进行了相关的临床及实验研究，申请了院内制剂，并荣获山西省科技进步奖。方中白头翁清热解毒，凉血止痢；黄连清热燥湿，泻火解毒；黄柏清热燥湿，泻火除蒸，解毒疗疮；秦皮清热燥湿，四药组成白头翁汤，利湿、解毒、通淋、杀菌，共为君药。土茯苓解毒，除湿；苦参清热燥湿，杀虫，利尿，两药共为臣药。陈皮理气健脾，燥湿，为佐药。甘草补脾益气，清热解毒，调和诸药，为使药。

【主治】泌尿系感染。

十六、平肝明目方

【组方】天麻10g、杜仲10g、夏枯草20g、枸杞子15g、菊花10g、生石决明30g、石斛10g、鸡内金10g、决明子10g、丹参30g、茜草30g、炒枣仁30g、葛根10g、甘草3g。

【功效】平肝潜阳，清热明目。

【方解】肝阳上亢是肝肾阴亏、水不涵木、肝阳亢扰于上所表现的上实下虚的证候。天麻平抑肝阳，息风通络，引药上行；枸杞子滋补肝肾，益精明目；生石决明平肝潜阳，清肝明目，补益肝肾，三药共为君药。杜仲补肝益肾；夏枯草清热泻火明目；菊花散风清热，平肝明目，助君药平肝明目，三药共为臣药。决明子清热明目，润肠通便，引热下行；丹参活血凉血，祛瘀通经；茜草凉血祛瘀，通经；葛根生津止渴，通经活络，防治阳亢热盛出现血热上冲头目；炒枣仁养血益肝，宁心安神，敛汗生津；石斛益胃生津，滋阴清热；鸡内金消食健胃，补后天以养先天，七药共为佐药。甘草补脾益气，调和诸药，为使药。全方虚实、标本兼治。

【主治】糖尿病眼病、高血压导致的头目晕眩，证属肝阳上亢者。

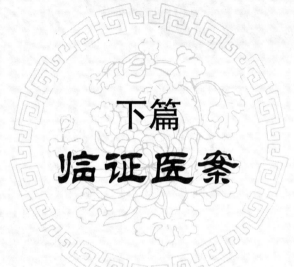

下篇
临证医案

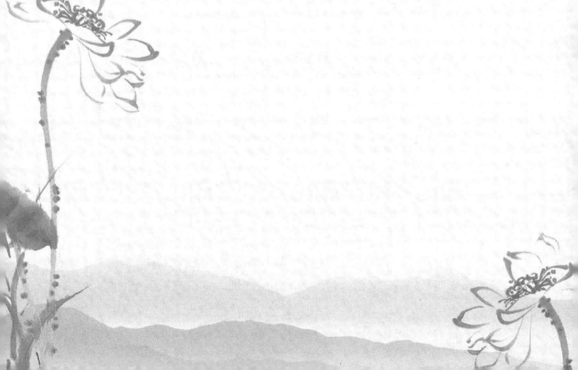

第四章
糖尿病及其慢性并发症

第一节　糖尿病

糖尿病是由遗传因素和环境因素共同作用引起的一组以慢性高血糖为主要表现的临床综合征。胰岛素分泌不足和胰岛素作用缺陷引起碳水化合物、脂肪、蛋白质、水和电解质等物质的代谢紊乱，造成微血管病变和大血管病变是其共同的临床结局。糖尿病在祖国医学中称为"消渴""消瘅""肺消""膈消"等，消渴又可分为上消、中消、下消。

一、西医概述

1.流行病学

中国糖尿病患病人数较多。根据已发表的全国性调查，中国糖尿病患病率急剧增加，尤其是近30年来，患病率从不足1%增加到10.9%；糖尿病前期的患病率也从9.0%增加到了28.8%。糖尿病是慢性终身性疾病，患者发生慢性并发症的风险很高。

2.病因病机

糖尿病分为1型糖尿病、2型糖尿病、妊娠糖尿病，以及其他特异型糖尿病。临床中，以2型糖尿病最为常见，其次为1型糖尿病。

（1）2型糖尿病　是临床中最常见的一种糖尿病，多在35~40岁以后发病，占糖尿病患者总数的90%以上。2型糖尿病的发病多与遗传因素有关，生活方式的改变亦是导致2型糖尿病发病的重要原因，如饮食结构不合理（高脂肪、高蛋白质、低碳水化合物）、缺乏运动等。目前，2型糖尿病发病有年轻化的趋势，不少年轻人，甚至儿童被诊断为2型糖尿病。2型糖尿病主要是由胰岛素相对不足和机体对胰岛素反应性下降所导致的。青少年发病的成年型糖尿病（MODY）是2型糖尿病中的一种异质性常染色体显性单基因遗传，胰岛素分泌减少是其病理基础，其病情较轻，一般不需要胰岛素治疗。2型糖尿病一般缓慢起病，多数患者形体肥胖。在临床中，部分患者有典型的多饮、多食、多尿、体重下降等症状，部分患者起病隐匿，无"三多一少"的症状。

（2）1型糖尿病　1型糖尿病患者占所有糖尿病患者的10%以下，发病年龄多在35岁以前，高峰一般在12~14岁，其发病多与遗传因素、环境因素、自身免疫因素等相关，多数患者化验胰岛自身抗体（GADAb、ICA和IAA等），结果呈阳性。胰岛素分泌绝对不足是其病理基础，病情较重，一般需要胰岛素终身治疗。1型糖尿病一般急性起病，少数慢性起病，一般体重消瘦，少数体重正常。临床症状明显，多数可见到多饮、多食、多尿、体重下降。迟发性1型糖尿病也称为成人隐匿性自身免疫性糖尿病（LADA），是1型糖尿病的亚型，占1型糖尿病的大多数，一般发病年龄在30岁以上。LADA型糖尿病患者的β细胞的免疫损伤呈缓慢型，且有异质性。

（3）其他特异型糖尿病　特异型糖尿病按病因和发病机制分为8种亚型：①胰岛β细胞功能基因异常；②胰岛素作用基因异常；③胰腺外分泌疾病（胰腺切除术后、胰腺炎等）；④内分泌疾病（甲状腺功能亢进症、Cushing综合征、肢端肥大症等）；⑤药物或化学制剂所致糖尿病；⑥感染；⑦免疫介导的罕见类型（僵人综合征、胰岛素自身免疫综合征、胰岛素受体抗体）；⑧可伴糖尿病的遗传综合征（Turner综合征、Huntington舞蹈病、Down综合征等）。其他特异型糖尿病中以类固醇性糖尿病较为常见，它是由于肾上腺皮质类固醇分泌增多或外源性应用糖皮质激素，而引起的继发性糖尿病。类固醇性糖尿病患者症状可以见于既往没有糖尿病病史，在使用糖皮质激素以后，出现血糖增高的症状，同时伴有多饮、多食、多尿的典型临床表现。

3.诊断标准

参考中华医学会糖尿病学分会《中国2型糖尿病防治指南》（2020年版）。典型糖尿病症状（多饮、多尿、多食、体重下降）加上随机血糖≥11.1mmol/L；或加上空腹血糖（FPG）≥7.0mmol/L；或加上葡萄糖负荷后2小时血糖（2HPG）≥11.1mmol/L；或加上糖化血红蛋白（HbA1c）≥6.5%。无糖尿病典型症状者，需改日重复检查。

4.实验室检查

常用的有空腹血糖、餐后2小时血糖、尿糖、葡萄糖耐量试验、血清胰岛素释放试验、糖化血红蛋白、血清C肽释放试验、胰岛自身抗体等。

5.鉴别诊断

糖尿病分为2型糖尿病、1型糖尿病、妊娠糖尿病，以及其他特殊类型糖尿病。2型糖尿病占整个糖尿病的90%以上，因此，糖尿病的鉴别诊断主要是将2型糖尿病与其他3种糖尿病区分开。妊娠糖尿病有其特殊的发病时期（妊娠期），故最易鉴别。1型糖尿病发病年龄小，多在35岁以前，其发病多与遗传因素、环境因素、自身免疫因素等相关，多数患者化验胰岛自身抗体（GADAb、ICA和IAA等）结果呈阳性，胰岛素释放试验多呈绝对缺乏曲线的表现。患者起病急，临床多饮、多食、多尿、体重下降等症状重，常以酮症或酮症酸中毒起病，以此可与2型糖尿病鉴别。其他特殊类型糖尿病包括：①β细胞功能遗传因素引起的糖尿病；②胰岛素功能障碍导致的糖尿病；③胰腺外组织引起的糖尿病；④内分泌腺体疾病；⑤各种药物引起的糖尿病；⑥毒素化学品导致的血糖增高。把这些疾病排除后，才能诊断2型糖尿病、1型糖尿病，以及妊娠糖尿病。

儿童糖尿病的鉴别诊断分两方面：①1型糖尿病与2型糖尿病的鉴别：可通过临床症状、家庭背景、有无肥胖、自身免疫抗体检测和胰岛素释放试验来鉴别。其中，1型糖尿病中，患者多饮、多食、多尿、消瘦的临床症状较为明显；2型糖尿病大多与遗传和肥胖等因素相关。此外，糖尿病酮症酸中毒的患者属1型糖尿病。由于1型糖尿病属自身免疫疾病，因此，在抗体检测率中，阳性例数越多，其患1型糖尿病的概率越高，但由于中国人自身抗体总体不高，因此，需通过胰岛素释放试验来进一步进行鉴别。②儿童糖尿病与其他疾病的鉴别：主要从糖尿病的临床表现多尿、多饮、多食、消瘦这几方面进行区分。如尿崩症表现为多饮多尿，多饮导致多尿；而糖尿病则表现为多尿多饮，多尿导致多饮；尿崩症患者的尿液呈清水状，尿常规检查尿液中无尿糖及尿比重下降等；多食需与甲亢鉴别，可通过患者的体征表现来判断；消瘦需与消耗性疾病（如肿瘤、结核等）进行鉴别。

6.西医治疗

（1）降糖治疗　根据《中国2型糖尿病防治指南（2020年版）》选择治疗方案，配合动态血糖监测治疗。

（2）并发症治疗　根据《中国2型糖尿病防治指南（2020年版）》选择治疗方案，配合非药物疗法，如气压循环驱动治疗、激光治疗等。

二、中医概述

（一）病因病机

消渴是以多饮、多食、多尿、消瘦，或尿有甜味为主要临床表现的一种疾病。在世界医学史中，中医学对本病的认识最早，且论述详细。尹翠梅学习前贤对本病病因病机的论述，结合自己临证50余年的经验，对消渴病的病因病机有比较全面的理解和掌握，尤其对脾虚在消渴病的发病中的重要地位，理解得更加透彻，形成了"脾病为先"为消渴病发病的主要病因病机的学术思想。现将尹翠梅对消渴病的病因病机的阐述总结如下：

《灵枢·五变》云："五脏皆柔弱者，善病消瘅"，这是消渴病的发病内因，与现代医学所说的糖尿病的遗传因素、免疫缺陷、胰岛素的分泌缺乏和抵抗等内在因素相一致。近年来，中医在糖尿病方面对"脾"的研究已日趋深入。尹翠梅认为脾虚是消渴病的重要病理基础，以脾为主的五脏皆柔弱者，善病消瘅。以脾为主的气机升降失常、运化不力是消渴病的重要病机。脾虚失去散精作用，不能将水谷精微上输于肺，使津液干涸，燥热内生；不能输液于胃，胃则津亏阴虚内热，从而口干多饮、消谷善饥，所以消渴主要是脾虚导致的津液代谢失调所致。

尹翠梅从医50余年，深深体会到：随着人们生活水平的提高，膏粱厚味随之而来；随着汽车、电梯的普及，体力活动随之减少；随着生活压力的增加，忧愁思虑、起居失常与日俱增。这些改变，便是中医学"饮食不节损伤脾胃，少动久卧损伤脾气，忧愁思虑损伤脾胃"理论的真实体现。这些因素使体重很容易增加，肥人多湿，湿易困脾，加之饮食不节、少动久卧、忧愁思虑伤脾，脾虚失于运化，水湿更容易停于体内聚积成痰，故而痰湿体质的患者比比皆是。脾虚气血生化乏源，气血亏虚又不能充养四肢百骸，故乏力、消瘦；脾虚精微亏少不能滋养肾精，肾阴亏耗，形成消渴，脾肾双亏使病势加重。再加上痰湿瘀日久化热，则病情缠绵不愈。

综上所述，脾虚由此可见。"脾病为先"是符合现代人实际的生活情况而总结出来的，是当今消渴病的主要的病因病机，治宜健脾助运，首选二陈汤为主方治疗。二陈汤是健脾利湿的基本方剂，方中半夏为君药，取其辛温性燥，善能燥湿化痰。陈皮为臣药，理气燥湿，使气顺而痰消。佐以茯苓健脾利湿，使湿去脾旺，痰无由生。生姜降逆化饮，既可制半夏之毒，且能助半夏、陈皮行气消痰。再用少许乌梅收敛肺气，与半夏相伍，有散有收，相反相成，使祛痰而不伤正。使以甘草调和诸药，兼可润肺和中。二陈汤配伍严谨，共奏燥湿化痰，理气和中之效。

（二）中医诊断

1.疾病诊断

诊断标准：参考中华中医药学会《糖尿病中医防治指南》。消渴病的典型症状是多饮、多食、多尿、体重下降。当前，初诊患者"三多"症状并不明显。无明显诱因出现疲乏无力、尿有甜味、突然视力下降、创口久不愈合、妇女外阴瘙痒等临床症状时，应考虑是否已患有消渴病。

2.证候诊断

（1）脾虚失运证　乏力，纳食一般，身体困重，胃脘胀满，有时口干口苦，形体多肥胖，小便调，大便时稀，舌质红，舌边常见齿痕，苔白厚，脉滑。

（2）脾虚湿阻证　形体偏胖，倦怠乏力，头重如裹，气短懒言，脘腹胀满，口干口苦，虚浮便溏，舌淡体胖，舌边常见齿痕，苔白厚或白厚腻，脉沉滑。

（3）脾虚湿热证　口苦，口黏，口臭，进食后腹胀，周身困重，乏力，四肢倦怠，身体肥胖，小便发黄，大便黏腻，有时排便时肛门有灼热感，舌质暗红，苔黄厚或黄厚腻，脉滑或滑数。

（4）脾虚痰湿证　口干，口苦，口臭，痰多，形体肥胖，腰膝酸软，关节疼痛，部分男性出现阴囊潮湿，部分女性出现外阴瘙痒，小便量多或正常，大便不成形，舌质淡红或暗红，舌苔白厚腻，脉沉滑。

（5）脾虚血瘀证　面色萎黄，脘腹痞满，形体偏胖，口苦，乏力，肢端麻木、疼痛，小便色黄，大便干。舌质红，苔白腻，脉滑。

（6）脾肾两虚证　面色苍白或黧黑，面目浮肿，神疲乏力，脘腹胀满，食纳不香，腰膝酸软，畏寒肢凉，阳痿，小便频数，夜尿增多，浑浊如脂如膏，五更泄泻，舌淡体胖，苔白而干，脉沉细无力。

3.鉴别诊断

（1）消渴病与口渴症　两者均有口干的症状。口渴症是指口渴饮水的症状，可出现于多种疾病过程中，外感热病之实证较为多见，且多伴所患疾病的相关症状，少见多尿、多食、消瘦等临床表现，可相鉴别。

（2）消渴病与瘿病　两者均可见多食易饥、消瘦等。瘿病多伴心悸、手抖、眼突、颈前肿物随吞咽上下移动等，无明显多饮、多尿等临床表现，可相鉴别。

（3）消渴病与虚劳　两者均有乏力的症状。虚劳以一系列精气亏虚的症状为特征，往往无多食、多尿等症，可相鉴别。

（三）中医治疗

1.辨证治疗

（1）脾虚失运证

治法：健脾助运。

方剂：二陈汤加减。

药物组成：陈皮、茯苓、半夏、乌梅、生姜、甘草、白术、厚朴。

（2）脾虚湿阻证

治法：健脾除湿。

方剂：二陈汤合参苓白术散加减。

药物组成：陈皮、茯苓、半夏、白扁豆、山药、砂仁、薏苡仁、桔梗。

（3）脾虚湿热证

治法：健脾助运，清热利湿。

方剂：二陈汤合二妙散加减。

药物组成：陈皮、茯苓、半夏、白术、苍术、黄柏、薏苡仁、土茯苓厚朴、泽泻。

（4）脾虚痰湿证

治法：健脾利湿，化痰祛浊。

方剂：温胆汤加减。

药物组成：陈皮、半夏、茯苓、白术、苍术、枳实、胆南星、竹茹、薏苡仁、牛膝、泽泻。

（5）脾虚血瘀证

治法：健脾利湿，活血化瘀。

方剂：二陈汤合桃红四物汤加减。

药物组成：陈皮、半夏、茯苓、生地黄、川芎、白芍、当归、桃仁、红花、牛膝。

（6）脾肾两虚证

治法：健脾利湿，补肾壮阳。

方剂：二陈汤合右归丸加减。

药物组成：陈皮、茯苓、半夏、白术、苍术、酒萸肉、山药、牡丹皮、泽泻、制附子、肉桂、地龙、牛膝、补骨脂、益母草。

2.中成药治疗

市场上治疗糖尿病的中成药很多，现列举常用的几种，仅供参考。

（1）消渴丸　功效为益气养阴。适用于气阴两虚型的消渴病。

（2）参芪降糖颗粒　功效为益气养阴，滋脾补肾。适用于气阴两虚型的消渴病。

（3）天麦消渴片　功效为滋阴，清热，生津。适用于气阴两虚型的消渴病。

（4）十六味消渴胶囊　功效为益气养阴，清热生津。适用于阴虚燥热型的消渴病。

（5）甘露消渴胶囊　功效为滋阴补肾，健脾生津。适用于脾气虚、肾阴虚型的消渴病。

（6）通脉降糖胶囊　功效为养阴，清热，活血。适用于气阴两虚、脉络瘀阻型的消渴病。

3.其他中医特色疗法

（1）中药外用

①中药泡洗：下肢麻和/或凉和/或痛和/或水肿者，允许采用适当的汤剂泡洗，可适当加用腿浴治疗器和足疗仪。

②中药外敷：可选用芳香辟秽、清热解毒的中药研末加工双足心贴敷。

③中药离子导入：可根据具体情况，辨证使用中药离子导入，可配合选用智能型中药熏蒸汽自控治疗仪。

（2）针灸疗法　可根据病情选择体针、耳针、穴位贴敷、穴位注射、穴位磁疗、激光穴位照射等，可遵针灸科会诊意见。列举常用几种配穴，供参考：

①阴虚火旺证：鱼际、太渊、心俞、肺俞、脾俞、玉液、金津、承浆。

②气阴两虚证：内庭、三阴交、脾俞、胃俞、中脘、足三里。

③阴阳两虚证：太溪、太冲、肝俞、脾俞、肾俞、足三里、关元。

根据病情需要和临床症状，可选用以下设备：多功能艾灸仪、数码经络导平治疗仪、针刺手法针疗仪、特定电磁波治疗仪、智能通络治疗仪等。

4.饮食疗法

做到个体化，达到膳食平衡。尽可能基于中医食物性味理论，进行药膳饮食治疗。

5.运动康复

（1）运动治疗　运动治疗的原则是适量、经常性和个体化。坚持有氧运动。保持以健康为目的的体力活动，包括每天至少30分钟中等强度的活动，运动时需注意安全。常见的运动有散步、广播操、游泳、打球、滑冰、划船、骑自行车等。

（2）中医传统疗法　可根据病情选择太极拳、八段锦、六字诀、易筋经、五禽戏、丹田呼吸法等。可配合中医心理治疗仪、中医音乐治疗仪和子午流注治疗仪等。

三、病案实录

病案一：消渴（脾虚失运证）

王某，男性，40岁。初诊：2019年10月15日。

【主诉】口干、乏力间断出现10年，加重2周。

【现病史】10年前无明显诱因出现口干、乏力，就诊于山西医科大学第一医院，化验空腹血糖12.8mmol/L，餐后2小时血糖19.6mmol/L，诊断为"2型糖尿病"，给予二甲双胍片口服，血糖较前下降。后因服用二甲双胍出现胃脘部不适，不能耐受，改为间断服用二甲双胍片。近半年停服二甲双胍片，采用阿卡波糖片100mg，3次/日，口服。近2周自测空腹血糖为9.5~10.6mmol/L，很少监测餐后2小时血糖。刻下症见乏力，身体困重，有时口干口苦，形体肥胖，小便调，大便1次/日，舌质红，苔白厚腻，脉滑。

【既往史】否认药物过敏史。

【辅助检查】

①体格检查：身高172cm，体重83kg，体重指数28.06 kg/m^2。

②实验室检查（2019年10月15日）：空腹血糖 11.2mmol/L，餐后2小时血糖18.4mmol/L，空腹胰岛素 17.9 iu/ml，餐后2小时胰岛素 44.2 iu/ml，糖化血红蛋白8.9%，尿糖（+++），尿蛋白（－），尿酮（－）。

③腹部彩超：脂肪肝。

【中医诊断】消渴（脾虚失运证）。

【西医诊断】2型糖尿病。

【辨证分析】患者平素应酬多，常食肥甘厚味，饮食控制不严格，损伤脾胃，加之形体肥胖，肥人多湿，湿易困脾。脾虚运化水湿失常，水湿内停，湿性重浊，则身体困重；脾虚运化水谷精微失常，水谷精微运之乏源，四肢、百骸失养，则见乏力；脾虚升清乏力，肺失濡润，则口干口苦；舌苔白厚腻为脾虚水湿内停之征。综上所述，患者为脾虚失运之证。尹翠梅考虑该患者具有典型的时代特色：应酬多，肥甘厚味多，不节饮食，体重超标，运动量不足，这些因素使患者脾虚成为必然。

【治法】健脾助运。

【处方】二陈汤加减。

陈皮12g、茯苓30g、半夏6g、乌梅9g、甘草3g、白术15g、苍术12g、厚朴10g、党参15g、薏苡仁24g、黄芪15g。7剂，水煎服，日1剂，早晚分服。

【西医治疗】

①阿卡波糖片：100mg，3次/日，口服。

②瑞格列奈片：0.5mg，3次/日，口服。

二诊：2019年10月23日。乏力及身体困重减轻，口干口苦轻，小便调，大便1次/日，舌质红，苔白厚腻减轻，脉滑。本周自测空腹血糖9.8mmol/L，餐后2小时血糖13.2mmol/L。

【辨证分析】患者乏力及身体困重减轻，表明脾虚较前减轻。脾的运化能力增强，升清有力，故口干口苦减轻，舌苔白厚腻亦减轻。故将茯苓用量改为15g。

【治法】健脾助运。

【处方】守首诊方，改茯苓为15g。7剂，水煎服，日1剂，早晚分服。

【西医治疗】

①阿卡波糖片：100mg，3次/日，口服。

②瑞格列奈片：0.5mg，3次/日，口服。

三诊：2019年10月30日。身体困重不显，有时乏力，无口干，偶尔口苦，小便调，大便1次/日，舌质红，舌苔白稍厚腻，脉滑。近2周体重下降1.8公斤。本周自测空腹血糖7.6mmol/L，餐后2小时血糖10.7mmol/L。

【辨证分析】患者自就诊以来，饮食控制较前严格，运动量也较前增加。这些生活方式的改变对疾病的恢复有益，比如体重和血糖的下降。祖国医学认为饮食有节利于脾胃功能的修复，故而患者的脾虚症状进一步改善。患者无口干，故汤药减可酸甘化阴，缓解口干之乌梅、甘草。

【治法】健脾助运。

【处方】汤药守二诊处方，减乌梅、甘草。7剂，水煎服，日1剂，早晚分服。

【西医治疗】

①阿卡波糖片：100mg，3次/日，口服。

②瑞格列奈片：1mg，3次/日，口服。

四诊：2019年11月7日。偶尔乏力，无口苦，二便调，舌质红，苔白稍厚腻，脉滑。本周自测空腹血糖7.9mmol/L，餐后2小时血糖10.4mmol/L。

【辨证分析】患者脾虚症状已不甚明显，仅剩偶尔乏力，舌苔白稍厚腻，说明二陈汤健脾助运之功显。气主动，患者乏力，表明气虚仍未完全缓解。因此将黄芪改为30g，以增补气之力；将薏苡仁改为30g，以增强淡渗利湿之力，缓解舌苔厚腻。

【治法】健脾助运。

【处方】汤药守三诊处方，改黄芪为30g，改薏苡仁为30g。7剂，水煎服，日1剂，早晚分服。

【西医治疗】

①阿卡波糖片：100mg，3次/日，口服。

②瑞格列奈片：1mg，3次/日，口服。

五诊：2019年11月15日。服完药后诸症全消，二便调，舌质红，苔薄白，脉滑。复查：身高172cm，体重80.5kg，体重指数27.21 kg/m²。化验：空腹血糖7.1mmol/L，餐后2小时血糖9.4mmol/L，尿糖（－），尿蛋白（－），尿酮（－），尿白细胞（－），血常规（－），肝功能（－），血肾功能（－）。

病案二：消渴（脾虚失运证）

李某，女性，67岁。初诊时间：2019年11月13日。

【主诉】乏力间断出现7年，纳呆2周。

【现病史】7年前无明显诱因出现乏力，就诊于山西省人民医院，化验空腹血糖9.8mmol/L，餐后2小时血糖17.5mmol/L，诊断为"2型糖尿病"。医师给予二甲双胍片口服，血糖逐渐下降，复测空腹血糖6.2mmol/L，餐后2小时血糖9.8mmol/L。近3年间断服用二甲双胍片降糖，很少监测血糖。近2周患者出现纳食不香，食欲下降，自测空腹血糖8.9mmol/L，餐后2小时血糖14.2mmol/L。刻下症见乏力，平素饮食失节，形体偏胖，纳呆，小便调，腹胀，大便1~2次/日，质黏，舌质暗红，苔白厚腻，脉沉滑。

【既往史】否认药物过敏史。

【辅助检查】

①体格检查：身高158cm，体重69kg，体重指数27.64 kg/m²。

②实验室检查（2019年11月12日）：空腹血糖9.4mmol/L，餐后2小时血糖15.2mmol/L，空腹胰岛素8.3iu/ml，餐后2小时胰岛素36.8iu/ml，糖化血红蛋白8.3%，胰岛自身抗体（－），尿微量白蛋白/尿肌酐18.4 mg/g.C，尿糖（++），尿蛋白（－），尿酮（－）。

③腹部彩超：脂肪肝。

【中医诊断】消渴（脾虚失运证）。

【西医诊断】2型糖尿病。

【辨证分析】患者平素饮食失节，损伤脾胃；加之形体肥胖，肥人多湿，湿困脾土，共同导致脾虚失运，终成"脾病为先"之病机。脾胃互为表里，脾虚失于运化，则胃腐熟水谷力弱，故纳呆；脾虚运化水谷精微乏力，水谷精微生化乏源，无以充养四肢百骸，故乏力；脾虚升降失司，故见腹胀、大便次数1~2次/日；湿性黏腻，则见大便质黏；湿阻脉络，瘀血生成，故见舌质暗红；苔白厚腻，脉滑为脾虚湿阻之征。

【治法】健脾助运，祛湿活血。

【处方】消食助运方加减。

陈皮12g、茯苓30g、清半夏9g、白术15g、枳实10g、薏苡仁24g、焦三仙各15g、炒谷芽15g、泽兰12g、生黄芪15g、炒莱菔子12g、川芎12g、红花12g。7剂，水煎服，日1剂，早晚分服。

【西医治疗】二甲双胍肠溶片：0.5g，3次/日，口服。

二诊：2019年11月21日。纳食较前好转，乏力减轻，仍有腹胀，小便调，大便1~2次/日，舌质暗红，苔白厚腻，脉沉滑。本周自测空腹血糖8.4mmol/L，餐后2小时血糖12.1mmol/L。

【辨证分析】乏力、纳呆较用药前好转，表明脾的运化功能较前改善。仍有腹胀，宜加强消胀之力，故改焦三仙为焦四仙。

【治法】健脾助运，行气活血。

【处方】汤药守首诊处方，改焦三仙各15g为焦四仙各15g。7剂，水煎服，日1剂，早晚分服。

【西医治疗】二甲双胍肠溶片：0.5g，3次/日，口服。

三诊：2019年11月28日。纳食如常，乏力减轻，腹胀减轻，二便调，舌质暗红较前减轻，苔白稍厚腻，脉沉滑。本周自测空腹血糖8.0mmol/L，餐后2小时血糖10.5mmol/L。

【辨证分析】纳食如常，表明脾的运化功能已明显好转。仍有轻度乏力、腹胀，故将生黄芪用量改为30g增加补气之力，炒莱菔子用量改为15g增加消食除胀之力。

【治法】健脾助运，行气活血。

【处方】汤药守二诊处方，改生黄芪用量为30g，改炒莱菔子用量为15g。7剂，水煎服，日1剂，早晚分服。

【西医治疗】

①二甲双胍肠溶片：0.5g，3次/日，口服。

②格列美脲片：1mg，每晚10点服用。

四诊：2019年12月6日。诸症消除，二便调，舌质红，苔白不厚，脉滑。本周自测空腹血糖7.0mmol/L，餐后2小时血糖9.9mmol/L。

【辨证分析】通过健脾助运，行气活血治疗，患者脾的运化功能恢复，脾胃升降有常，食自消，浊自除，诸症全消。

【西医治疗】患者通过规律服用二甲双胍片2周，餐后血糖下降比较理想，空腹血糖仍较高，故加用格列美脲片每晚10点服用1mg，以改善空腹血糖，经过1周的治疗，效果明显。

四、诊疗品析

【病案一品析】患者脾虚为主，故予二陈汤加减治疗。首诊以二陈汤加白术、苍术、厚朴、党参、薏苡仁、黄芪。其中，二术、党参、厚朴加强健脾行气之力；薏苡仁利湿效果明显；黄芪补气，气主动，缓解疲乏无力感。之后复诊过程中，主方基本不变，略随证加减，共服28剂，患者诸证全消，血糖较前明显下降，体重下降2公斤，效果理想。尹翠梅辨证准确，处方精良，疗效显著，体现出其严谨治学、心系患者的优良作风。

【病案二品析】患者饮食失节，加之肥胖，使脾胃受损。脾胃运化腐熟功能失常，故见纳呆、腹胀、乏力等症。二陈汤为健脾祛湿之主方，枳术汤为健脾消痞之要方，两方合用，健脾除湿，消痞除胀。另加生薏苡仁、泽兰、焦三仙、谷芽，进一步加强消食利湿之力，尤其泽兰一味，既有利水消肿之功，还有活血化瘀之效，可谓一箭双雕。上述诸药，共成尹翠梅教授自拟之"消食助运方"，全方健脾利湿，消食除胀，活血化瘀。患者首诊时，投以本方，随症加生黄芪、炒莱菔子、川芎、红花等健脾益气、消食除胀、活血化瘀。服用7剂后，症状好转，主证不变，主法不变，随症稍有加减药味。再服14剂，诸症悉除。

（刘亚丽）

第二节　糖尿病性周围神经病变

糖尿病性周围神经病变（diabetic peripheral neuropathy，DPN）是糖尿病常见慢性并发症之一，是在排除了其他疾病后，糖尿病患者出现的周围神经功能障碍的症状。临床表现为肢体的麻木疼痛等异常感觉，以双侧对称者多见，下肢症状较上肢多见。祖国医学中没有"糖尿病性周围神经病变"的病名，根据疾病的临床表现，可以归属于"消渴痹证""痛痹""血痹"等范畴。

一、西医概述

1.流行病学

我国成年人（年龄＞18岁）糖尿病患病率高达11.6%。糖尿病周围神经病变的患病率与糖尿病病程有关，2型糖尿病（T2DM）周围神经病变患病率为8.4%~61.8%，10%~15%新确诊的T2DM患者即患有多发神经病变，病程10年以上者患病率可达50%。病程20年以上的1型糖尿病（T1DM）患者，多发神经病变患病率达20%。吸烟、年龄大于40岁，以及血糖控制差的糖尿病患者患病率更高。

病程在10年以内的糖尿病周围神经病变患者，常有明显的周围神经病变症状，神经功能检查发现60%~90%的患者存在周围神经病变，30%~40%的患者无自觉症状。

2.病因病机

糖尿病周围神经病变的发病机制尚未完全明确，目前比较认可的机制包括：血糖等代谢紊乱所导致的氧化应激、血管性缺血缺氧、神经生长因子缺乏等。另外，自身免疫因素、维生素缺乏、遗传和环境因素等也可能与DPN的发生有关。DPN的主要病理变化包括无髓鞘神经纤维轴突变性，甚至消失；有髓鞘神经纤维髓鞘节段性或弥散性皱缩或脱髓鞘，以及髓鞘再生引起的朗飞结节间长度改变。

3.诊断标准

参照中华医学会糖尿病学分会2020年发布的《中国2型糖尿病防治指南》。

（1）明确的糖尿病病史。

（2）在诊断糖尿病时或之后出现的神经病变。

（3）临床症状和体征符合糖尿病性周围神经病变的表现。

（4）以下5项检查中，如果有2项或2项以上异常，则诊断为DPN：温度觉异常；尼龙丝检查，足部感觉减退或消失；振动觉异常；踝反射消失；神经传导速度有2项或2项以上减慢。

（5）排除诊断：排除其他病变，如颈腰椎病变（神经根压迫、椎管狭窄、颈腰椎退行性变）、脑梗塞、格林-巴利综合征、严重动静脉血管病变（静脉栓塞、淋巴管炎）等。尚需鉴别药物，尤其是化疗药物引起的神经毒性作用，以及肾功能不全引起的代谢毒物对神经的损伤。

4.分型　根据不同的临床表现，DPN最常见的分型有：

（1）远端对称性多发性神经病变　是DPN最常见的类型。

（2）局灶性单神经病变（或称单神经病变）　可累及单颅神经或脊神经。

（3）非对称性多发局灶性神经病变　同时累及多个单神经的神经病变称为多灶性单神经病变（或非对称性多神经病变）。

（4）多发神经根病变　最常见的为腰段多发神经根病变，主要为L_2、L_3和L_4等高腰段的神经根病变引起的一系列症状。

（5）自主神经病变　糖尿病自主神经病变（DAN）是糖尿病常见的并发症，可累及心血管、消化、呼吸、泌尿生殖等系统。

5.相关检查

（1）葡萄糖耐量、胰岛素释放试验、C肽释放试验、胰岛自身抗体。

（2）糖化血红蛋白。

（3）血常规、血脂、肝肾功能、电解质。

（4）尿常规、尿微量白蛋白。

（5）颈动脉彩超。

（6）四肢肌电图。

（7）神经系统检查：痛觉；温度觉；压力觉；振动觉；踝反射。

6.鉴别诊断

（1）坐骨神经痛　疼痛沿坐骨神经径路由腰部、臀部向股后、小腿后外侧和足外侧放射，疼痛常为持续性钝痛，阵发性加剧，进一步行腰椎核磁可鉴别。

（2）格林-巴利综合征　是一组免疫介导的炎性脱髓鞘疾病，呈慢性进展或复发性病程。表现为对称性肢体远端或近端无力，大多自远端向近端发展。

（3）多发性肌炎　多起病缓慢，以四肢近端无力为主，有明显肌肉疼痛，一般无感觉障碍，肌电图为肌源性损害。行肌电图检查可鉴别。

7.西医治疗

（1）针对病因治疗　①控制血糖；②神经修复：常用药物有神经生长因子、甲钴胺等；③其他：神经节苷酯、神经营养因子、肌醇和亚麻酸等。

（2）针对神经病变发病机制的治疗 ①抗氧化应激治疗：硫辛酸；②改善微循环：前列腺E₁、贝前列素钠、西洛他唑、钙拮抗剂、己酮可可碱等；③改善代谢紊乱：依帕司他。

（3）疼痛的治疗 加巴喷丁、度洛西汀、普瑞巴林、辣椒素、曲马多等。

（4）其他 血压、血脂的管理。

二、中医概述

祖国医学没有"糖尿病性周围神经病变"的病名，不过根据疾病的临床表现，可以归属于"消渴痹证""痿证""痹证""麻木""血痹"等疾病范畴中。

痹阻不通称为"痹"，肌肉萎缩称为"痿"，所以《黄帝内经》中将糖尿病性周围神经病变称之为"痹痿"。从病因病机角度解释为气虚血瘀、肝肾阴虚、瘀血阻络等引起的肢体末端血脉流行不畅，痹阻不通。中医对这种疾病的治疗是在本虚标实的基础上，使机体达到新的平衡。

祖国医学对本病的认识有：《丹溪心法》提出消渴病日久，可"腿膝枯细，骨节酸疼"；《兰室秘藏》提出消渴病患者时有"上下齿皆麻，舌根强硬，肿痛，四肢萎弱"；《秘传证治要诀》云"三消久之，精血既亏，或目所见，或手足偏废如风疾"；《王旭高医案》记载："消渴日久，但见手足麻木，肢凉如冰"；《证治要诀》记载："消渴日久，精血亏耗，可致雀盲或四肢麻木疼痛"。综上，祖国医学对糖尿病并发症已有充分认识，并认识到肢体麻木、疼痛、冰冷等异常感觉为糖尿病并发症之一，为后世治疗奠定了理论基础。

（一）病因病机

现代人生活压力大，久思伤脾，肥甘厚味，食积伤脾，脾虚不能运化水湿，水湿潴留，聚而成痰；脾虚升清不力，水谷精微不能化生、布精于脾，下输水道，则清者难升，浊者难降，留中滞膈，瘀而成痰；脾气虚弱摄纳无权，中焦水涎液汁泛溢于上，变生成痰。痰形成之后，如《丹溪心法》云："随气升降，无处不到"，《杂病源流犀烛》云："痰之为物，流动不测，故其为害，上至巅顶，下至涌泉，随气升降，周身内外皆到，五脏六腑俱有"。痰生则气血运行受阻，气滞血瘀，痰瘀互结。

古人云："脾为生痰之源""痰为百病之母""怪病多痰""怪病从痰治"。"脾为生痰之源"，消渴痹证以"痰瘀互结"贯穿疾病始终，痰瘀既是致病因子，又是病理产物，久病复生他病，且影响疾病的转归。故脾虚为病之根源，疾病从脾治，百病才能治愈。

脾虚运化失司，则气血阴阳化生无力，则变生出气虚、阴虚、阳虚、血虚等，气虚血运不畅则渐生瘀血，痰瘀互结、气阴两虚兼瘀等症层出。

（二）中医诊断

1.疾病诊断

消渴痹证，即消渴患者出现四肢麻木、疼痛等症状。

2.证候诊断

（1）脾虚痰湿证　肢体麻木，如有蚁行感，肢末时痛，下肢为主，自汗畏风，易于感冒，神疲倦怠，气短乏力，纳差，腹胀，痰多，大便黏腻不爽，舌质淡红，苔白厚，脉细滑。

（2）湿热阻络证　肢体灼热疼痛，或重着乏力，麻木不仁，面色晦垢，心烦口苦，脘腹痞满，口腻不渴，小便黄赤，大便黏滞，舌红，苔黄腻，脉滑数。

（3）痰瘀阻络证　肢体麻木不止，常有定处，足有踩棉感，头重如裹，昏蒙不清，肢体困倦，体多肥胖，胸闷纳呆，腹胀不适，口黏乏味，大便黏滞，舌质紫暗，舌体胖大有齿痕，苔白厚腻，脉沉滑或沉涩。

（4）气阴两虚兼瘀证　肢体麻木，如有蚁行感，肢末时痛，多呈刺痛，下肢为主，入夜痛甚，自汗畏风，易于感冒，神疲倦怠，气短乏力，口干，咽干，舌质淡暗或暗红，或有瘀点，苔薄白，脉细涩。

（5）阴阳两虚兼瘀证　肢体痿软无力，肌肉萎缩，甚者痿废不用，骨松齿摇，头晕耳鸣，怕冷，腰膝酸软，阳痿不举，舌质淡，少苔或无苔，脉沉细无力。

3.鉴别诊断

（1）中风　以偏侧肢体活动不利或感觉障碍为主，伴有语言謇涩等症状，头颅核磁等检查可鉴别。

（2）痹证　以关节疼痛为主症，伴有肢体麻木、活动不利等症状，血糖正常，无糖尿病病史。另外，关节X线检查可帮助鉴别。

（三）中医治疗

1.辨证治疗

（1）脾虚痰湿证

治法：健脾化痰，活血通络。

方剂：消食助运方加减。

药物组成：陈皮、茯苓、半夏、甘草、枳实、白术、泽兰、生薏苡仁、炒谷芽、焦三仙。

（2）湿热阻络证

治法：清热利湿，活血通络。

方剂：四妙散合黄连温胆汤加减。

药物组成：黄柏、苍术、生薏苡仁、牛膝、陈皮、茯苓、黄芩、黄连、枳实、桃仁、泽泻等。

（3）痰瘀阻络证

治法：化痰活血，宣痹通络。

方剂：消渴方4号加减。

药物组成：陈皮、茯苓、半夏、僵蚕、浙贝母、三棱、莪术、生黄芪、地龙、生甘草。

（4）气阴两虚兼瘀证

治法：补气活血，化瘀通痹。

方剂：补阳还五汤合消渴方2号加减。

药物组成：生黄芪、当归尾、地龙、桃仁、红花、枳壳、赤芍、川芎、川牛膝、太子参、天冬、麦冬、五味子、生地黄、天花粉、女贞子、牡丹皮、黄芪、黄精、栀子、白术、丹参、葛根、生甘草等。

（5）阴阳两虚兼瘀证

治法：滋补阴阳，活血化瘀。

方剂：消渴方3号。

药物组成：生地黄、山茱萸、女贞子、五味子、肉苁蓉、续断、桑寄生、淫羊藿、党参、茯苓、白术、生甘草、桂枝、红花。

2.中成药治疗

芪葛威灵胶囊（山西省中医院院内制剂）、木丹颗粒、芪丹通络颗粒。

3.其他治疗

（1）针灸治疗　取合谷、曲池、脾俞、丰隆、三焦俞、足三里、三阴交、承山、伏兔、肝俞、脾俞、肾俞等穴，中等刺激，用补法，以有酸胀感为度。每日1次，14日为1个疗程。

（2）双下肢气压治疗　改善下肢循环。

（3）中药熏洗治疗　以温经通络活血。

（4）耳穴压豆　健脾补肾，调整脏腑功能。

（5）艾灸　取合谷、曲池、太溪、三阴交、足三里、承山、委中、太冲、涌泉、行间等穴。

三、病案实录

病案一：消渴痹证（痰瘀阻络证）

李某，女性，70岁。初诊：2019年4月24日。

【主诉】肢体麻凉，下肢明显3年。

【现病史】13年前体检发现血糖升高，至当地医院就诊，诊断为2型糖尿病，之后一直口服药物治疗。3年前出现双下肢麻木怕冷，间断用药治疗。2019年4月8日在山西省某医院住院检查：①心电图：T波改变。②葡萄糖耐量（0-1h-2h-3h）：8.63 mmol/L-10.67 mmol/L-13.50 mmol/L-12.36 mmol/L。③同步胰岛素释放试验：胰岛素释放高峰延迟。目前口服药：①二甲双胍片：0.5g，3次/日；②瑞格列奈片：1mg，3次/日；③阿托伐他汀钙片：20mg，1次/日；④依帕司他片：50mg，3次/日。现因下肢麻木怕冷加重来诊。现肢体麻凉，下肢明显，乏力，头晕，腹胀，恶心，纳呆，睡眠差，泡沫尿，大便正常，易感冒。舌暗红，苔薄白，舌大，舌下瘀斑，脉沉细无力。

【既往史】既往有高血压病史。否认药物过敏史。

【辅助检查】

①尿蛋白：阳性。

②骨密度：重度骨质疏松（T值 -3.47）。

③颈动脉、下肢动脉彩超：动脉硬化。

④四肢肌电图：广泛轻度周围神经损伤。

【中医诊断】消渴痹证（痰瘀阻络证）。

【西医诊断】2型糖尿病；糖尿病周围神经病变；糖尿病肾病；高血压病；动脉硬化；重度骨质疏松。

【辨证分析】患者七旬高龄，血糖升高13年。乏力倦怠，易感冒提示脾气虚弱。脾虚运化失司，痰湿内生，痰蒙清窍则头晕；痰湿阻滞气机，清气不升，浊阴不降，则腹胀、恶心、纳呆、睡眠差；气虚不能固涩，则泡沫尿、蛋白尿；色暗红，苔薄白，舌大，舌下瘀斑，脉沉细无力，为脾气虚弱、痰瘀互结之征。方用消食助运方加鸡内金、炒莱菔子健脾消食化痰；天麻潜阳；炒酸枣仁、夜交藤、远志养心安神；生黄芪、防风益气固表；金樱子、芡实收敛固涩。

【治法】健脾化痰，潜阳安神，活血通络。

【处方】消食助运方加减。

陈皮12g、茯苓15g、半夏9g、甘草3g、泽兰10g、生薏苡仁20g、枳实10g、白术12g、炒谷芽10g、焦三仙各10g、鸡内金10g、炒莱菔子10g、天麻10g、炒枣仁30g、远志10g、夜交藤12g、生黄芪30g、防风10g、金樱子15g、芡实15g。14剂，水煎服，日1剂，早晚分服。

【西医治疗】

①那格列奈片：60mg，3次/日，口服。

②利格列汀片：5mg，1次/日，口服。

③阿托伐他汀钙片：20mg，1次/日，口服。

④贝尼地平片：4mg，2次/日，口服。

【中成药治疗】

地黄叶总苷胶囊：0.6g，2次/日，口服。

二诊：2019年5月12日。血糖升高，足麻，下肢肿，睡眠欠佳，乏力。舌中根部白厚，舌下瘀斑，脉沉细。

【辨证分析】经健脾化痰、潜阳安神治疗后，目前证候仍为痰瘀互结。足麻为痰瘀互结致血运不畅、下肢血液供应不足所致；脾虚水湿不化，水湿停滞，故下肢肿；乏力为气虚所致；痰浊扰心，则睡眠欠佳。舌中根部白厚，舌下瘀斑，脉沉细，为痰瘀互结之征。方选尹翠梅自拟消渴方4号健脾化痰，活血通络。加鸡内金、炒莱菔子健脾消食，助运化；太子参、女贞子益气养阴；续断补肾通络；延胡索、细辛通络止痛；天麻潜阳通络。健脾化痰湿，则水湿化生，水肿能消，气滞能行，血瘀能化，气血运行正常。

【处方】消渴方4号加减。

陈皮12g、茯苓15g、半夏9g、僵蚕10g、浙贝母10g、三棱10g、莪术10g、生黄芪30g、生甘草3g、太子参30g、鸡内金10g、炒莱菔子10g、续断12g、女贞子10g、延胡索15g、细辛3g、天麻10g。7剂，水煎服，日1剂，早晚分服。

三诊：2019年5月26日。血压正常，空腹血糖高，在7.9~8.05mmol/L之间波动，足趾麻凉，睡眠欠佳，二便正常。舌苔由白厚转为薄白，舌下瘀斑，脉沉细。

【辨证分析】足趾麻凉为气血亏虚之表现；足凉提示阳气不足；舌苔由白厚转薄白，提示痰湿有减轻；舌下瘀，脉沉细为阴阳两虚兼瘀血之征。方选尹翠梅自拟消渴方3号益气养阴，温阳通络。加生龙齿、炒酸枣仁潜阳安神；加生黄芪增益气之力。

【处方】消渴方3号加减。

生地黄10g、山茱萸10g、女贞子10g、五味子10g、续断12g、桑寄生12g、淫羊藿10g、党参30g、茯苓10g、白术10g、生甘草3g、桂枝10g、红花10g、生龙齿30g、炒酸枣仁30g、生黄芪30g。14剂，水煎服，日1剂，早晚分服。

四诊：2019年6月12日。足趾麻，乏力，腿肿减轻，小便正常，大便1~2次/日，苔白有裂纹，舌下瘀，脉沉细。

【辨证分析】乏力为气虚的表现；苔白提示阳气不足；苔有裂纹，提示阴伤明显；舌下瘀斑，脉沉细为阴阳两虚兼瘀之征。阴阳两虚，阴伤更加明显，故在消渴方3号基础上加太子参、生白芍增强滋阴力度，缓急止痛；加黄芪增补气之力。

【处方】消渴方3号加减。

生地黄10g、山茱萸10g、女贞子10g、五味子10g、续断12g、桑寄生12g、淫羊藿10g、党参30g、茯苓10g、白术10g、生甘草3g、桂枝10g、红花10g、生黄芪30g、太子参30g、生白芍12g。7剂，水煎服，日1剂，早晚分服。

后随访，诸症好转。

病案二：消渴痹证（气阴两虚兼瘀）

程某，女性，60岁。初诊：2018年5月30日。

【主诉】下肢麻木疼痛2年。

【现病史】6年前发现血糖升高，目前服用二甲双胍、格列美脲片治疗。现症见：口干，眼干涩，乏力，肢凉麻木，针刺样疼痛，睡眠正常，下肢可凹性水肿，舌红，苔薄白有裂纹，舌下瘀斑，脉弦数。

【既往史】2017年诊断为腔隙性脑梗死。否认药物过敏史。

【辅助检查】空腹血糖6mmol/L，餐后2小时血糖9.9mmol/L。

【体格检查】血压110/70mmHg。

【中医诊断】消渴痹证（气阴两虚兼瘀证）。

【西医诊断】2型糖尿病合并痛性周围神经病变；腔隙性脑梗死。

【辨证分析】糖尿病病史6年，口干、眼干涩为阴液不足，不能濡养双目所致；乏力倦怠为气虚所致；肢凉麻木为气血不足不能濡养所致；针刺样疼痛为瘀血阻滞所致；下肢凹陷性水肿，为气虚，水湿不化所致。舌红，苔薄白有裂纹，舌下瘀斑，脉弦数，为气阴两虚兼瘀之征。故诊断为消渴痹证，属气阴两虚兼瘀证。方选消渴方2号加牛膝活血通络补肾，天麻潜阳通络，鸡血藤活血通络，细辛祛风散寒止痛，综合起到益气养阴、活血通络的作用。

【治法】益气养阴，活血化瘀。

【处方】消渴方2号加减。

太子参30g、天冬10g、麦冬10g、五味子10g、生地黄12g、天花粉30g、女贞子12g、牡丹皮10g、黄芪30g、黄精10g、栀子10g、淡豆豉10g、白术12g、丹参30g、葛根10g、生甘草3g、牛膝10g、天麻10g、鸡血藤30g、细辛3g。6剂，水煎服，日1剂，早晚分服。

【西医治疗】

①二甲双胍片：0.5g，3次/日，口服。

②格列美脲片：1mg，1次/日，口服。

【中成药治疗】

芪丹通络颗粒：1袋，3次/日，口服。

二诊：2018年6月5日。眼干涩，肢凉麻木，针刺样疼痛，二便正常，口干减轻，睡眠可，乏力，舌红苔白，有裂纹，舌下瘀斑，脉弦细。患者饮食控制尚可，空腹血糖4.8mmol/L，餐后2小时血糖7.9mmol/L。

【辨证分析】眼干涩、口干减轻，提示经益气养阴治疗后，阴伤较前有所缓解；肢凉麻木，针刺样疼痛缓解不明显，仍有乏力，舌质红，苔白有裂纹，舌下瘀斑，脉弦细，提示气阴两虚，兼有气滞血瘀。患者血糖控制较前有所好转，空腹血糖偏低。汤药在上方基础上，加延胡索、川楝子，以增疏肝理气之效，气行则血行，瘀血化而疼痛止。

【处方】上方加延胡索10g、川楝子10g。7剂，水煎服，日1剂，早晚分服。

【西医治疗】

①格列齐特缓释片：30mg，2次/日，口服。

②硫辛酸胶囊：0.6g，2次/日，口服。

【中成药治疗】芪丹通络颗粒：1袋，3次/日，口服。

患者后续继续使用中药益气养阴，活血化瘀治疗1个月，下肢症状逐渐缓解。

四、诊疗品析

【病案一品析】患者70岁高龄，糖尿病病史13年，下肢麻凉、乏力倦怠，容易感冒，舌暗红，苔薄白，舌胖大，舌下瘀斑，脉沉细无力，提示为痰瘀阻络证。七旬高龄，正气亏虚，脾失健运，痰湿内生，阻滞气机，气滞血瘀，进而痰瘀互结，气血运行不畅，则下肢麻木怕凉。患者首诊使用消食助运方加减；二诊时舌苔由薄白转为白厚，提示痰湿加重，方用消渴方4号加减，加强化痰通络之效，方中僵蚕、浙贝母健脾化痰；三棱、莪术活血化瘀；延胡索、细辛通络止痛；三诊时，患者舌苔由白厚转薄白，舌下瘀斑，脉沉细，足凉明显，证属阴阳两虚兼瘀血，以消渴方3号加减健脾益气，阴阳双补。方中生地黄、山茱萸、女贞子、五味子滋阴，肉苁蓉、续断、桑寄生、淫羊藿温肾阳，党参、茯苓、生黄芪、白术、生甘草健脾益气，桂枝温阳通络，红花活血通络。四诊在三诊的基础上加减，加白芍滋阴，缓急止痛。

治疗过程中，病机出现变化，与患者病情变化、用药及饮食习惯、生活习惯等有关，应根据病情变化随证变化用药。

【病案二品析】患者下肢怕凉麻木疼痛，口干眼干，乏力，舌红，苔薄白有裂纹，舌下瘀，脉弦数，辨为气阴两虚兼瘀血证，治宜益气养阴，行气活血化瘀。消渴方2号中，黄芪、白术、生甘草健脾益气；太子参、天冬、麦冬、五味子、生地黄、天花粉、女贞子、黄精益气养阴；牡丹皮、栀子、淡豆豉、丹参、葛根滋阴清热；天麻潜阳通络；鸡血藤活血通络；细辛祛风散寒止痛；延胡索、川楝子增疏肝理气之效。

尹翠梅在消渴痹证的治疗中，体现了以脾病为主，健脾化痰利湿，脾胃健，水湿运化正常，四肢百骸得以濡养，气血生化源泉不竭，气血运行畅通，阴阳平和，趋于健康。消渴痹证中，通络止痛常选用延胡索、细辛、白芍等。

糖尿病性周围神经病变是糖尿病出现最早的并发症，及早诊断治疗，有助于缓解及控制症状，提高患者生活质量。糖尿病性周围神经病变及早控制，有助于防止进一步转化为糖尿病足等严重并发症。中医药治疗消渴痹证，疗效显著。

（樊晓红）

第三节　糖尿病性肾病

糖尿病性肾病（diabetic nephropathy，DN）是糖尿病微血管并发症之一，是指糖尿病导致的慢性肾脏病，是慢性肾脏病和终末期肾脏病（肾衰竭）发生的重要原因。

临床上常表现为蛋白尿、高血压、水肿等症状。肾功能检查常表现为尿白蛋白及肾小球滤过率（GFR）下降。部分患者可出现贫血的现象，且常合并其他微血管并发症，如糖尿病视网膜病变等。

一、西医概述

1.流行病学

糖尿病性肾病因国家、地区而异，大部分西方国家，糖尿病已成为终末期肾病（ESRD）的主要原因。糖尿病性肾病在终末期肾病患者中所占的比例：美国为42.8%，德国为36.1%，瑞典为25%，澳大利亚为22%，日本为28%，而我国糖尿病性肾病在终末期肾病患者中占15%。2019年国际糖尿病联盟公布的流行病学调查数据显示，全球20~79岁成年人中约有4.63亿人诊断为糖尿病，发病率高达9.3%，其中，我国糖尿病患者高达1.16亿。美国肾脏资料系统数据显示，美国糖尿病患者中20%~40%发生不同程度的肾脏损伤，且糖尿病性肾病是导致终末期肾脏病（end stage renal disease，ESRD）的首位继发因素。我国流行病调查显示糖尿病肾病防控情况不容乐观：约21.3%的糖尿病患者伴有慢性肾脏病，其中，糖尿病所致慢性肾脏病人数达0.24亿。糖尿病性肾病已超过肾小球肾炎成为我国住院患者慢性肾脏病的首要病因。

2.病因病机

（1）诱发因素　糖尿病肾病发生的主要危险因素包括代谢因素、遗传因素、血流动力学因素及环境因素。

（2）环境因素　饮食结构不合理、蛋白质摄入过多、吸烟等。

（3）代谢因素　高血糖、胰岛素抵抗等。

（4）遗传因素　家族性高脂血症、糖尿病肾病致病基因及易感基因等。

（5）血流动力学因素　血管活性物质增多、肾小球高压力、系统性血压增高等。

3.诊断标准

糖尿病患者中符合以下任何一条，考虑其肾损伤由高糖因素导致：肾脏结构或功能的异常超过3个月，且影响健康；糖尿病视网膜病变，或者10年以上糖尿病病程的患者。同时伴有以下任何一项表现大于3个月：白蛋白尿；尿白蛋白排泄率（UAER）＞30mg/24h或尿白蛋白/肌酐比值（UACR）＞30mg/g；尿沉渣异常；肾小管病变导致电解质或其他异常；组织病理学异常；影像学发现的结构异常；肾移植病史；肾小球滤过率（GFR）＜60ml/min/1.73 m^2。

4.实验室检查

尿常规、尿微量白蛋白、尿微量白蛋白/肌酐、尿肾功、血肾功等。

5.鉴别诊断

出现以下情况之一时应考虑CKD是由其他原因引起的：①无糖尿病视网膜病变；②GFR较低或迅速下降；③蛋白尿急剧增多或突发肾病综合征；④顽固性高血压；⑤尿沉渣活动表现；⑥其他系统性疾病的症状或体征；⑦血管紧张素转化酶抑制剂或血管紧张素Ⅱ受体拮抗剂类药物开始治疗后2~3个月肾小球滤过率下降超过30%。不能依据临床病史排除其他肾脏疾病时，需考虑进行肾活检以确诊。以下情况建议进行经皮肾活检：尿沉渣显示明显血尿、突发水肿和大量蛋白尿、短期内eGFR迅速下降，尤其不伴视网膜病变时。

原发性肾病综合征：常无糖尿病病史，行病理活检可予以鉴别。

过敏性紫癜肾炎：好发于青少年，有典型的皮肤皮疹，可伴关节痛、腹痛及黑便，多在皮疹出现后1~4周左右出现血尿和（或）蛋白尿，典型皮疹有助于鉴别诊断。

6.西医治疗

（1）一般治疗　生活方式指导，改变生活方式，包括饮食治疗、运动、戒酒、戒烟、控制体重，有利于减缓糖尿病性肾病进展，保护肾功能。

（2）代谢治疗　良好的血糖控制，可以预防和（或）延缓糖尿病肾病发生及进展。推荐个体化的血糖控制目标，科学降糖，同时重视降糖的速度与幅度。合并有血脂、血压异常者需要控制血脂、血压水平。

（3）药物治疗

①降糖药物：糖尿病患者，尤其2型糖尿病患者早期，可以通过控制饮食、增加体育运动来控制血糖，但最终往往需要口服降糖药和胰岛素治疗，对新诊断2型糖尿病的患者早期应用胰岛素强化控制血糖，可明显减轻高糖毒性，抑制炎症反应，保护胰岛β细胞功能，进而缓解病情，降低慢性并发症的发生风险。患者已经出现肾脏损伤，降糖药物选择方面宜避免使用肾损伤明显的药物。目前多推荐使用钠–葡萄糖协同转运蛋白2抑制剂、瑞格列奈、那格列奈、格列喹酮、利格列汀等降糖药。

②降压药物：当糖尿病肾病引起高血压时，无论是1型糖尿病还是2型糖尿病，首选降压药均为ACEI或ARB类降压药，可起到控制高血压、减少蛋白尿、延缓肾功能进展的作用；对不伴高血压，尿UACR、eGFR正常的糖尿病患者，使用ACEI和ARB药物不能延缓肾病进展，反而增加心血管风险，故不推荐使用。糖尿病患者出现糖尿病肾病时，常常合并心脑血管并发症，对高血压的控制一定要兼顾心脑血管功能。患者应在医生指导下使用药物进行治疗。

（4）肾脏替代治疗　糖尿病肾病患者一旦出现肾功能不全，往往伴有其他较严重的并发症，如冠心病、脑血管并发症和外周血管病变。这也是糖尿病性肾病患者接受肾脏替代治疗（透析、肾移植）后，存活率远低于非糖尿病肾病的原因。肾脏替代治疗可以选择透析（血液透析或腹膜透析）和肾移植。糖尿病性肾病患者出现肾功能不全，开始肾脏替代治疗的时机，应比非糖尿病肾病早。建议在肾小球滤过率下降至20～25ml/min时，择期建立动静脉内瘘，做好肾脏替代治疗的准备。若肾小球滤过率再下降至15ml/min，就应开始肾脏替代治疗。若患者有心功能不全或出现血容量负荷过重，血压难以控制，电解质紊乱或因尿毒症导致严重呕吐以及营养不良等，肾脏替代治疗的时机可以更早。

（5）前沿治疗　目前有一些针对糖尿病及肾病发病机制的药物，如抗晚期糖基化终末产物药物Pyridorin、抗纤维化类药物舒洛地昔等，一些已进入临床试验，但其应用尚缺乏经验。

（6）其他　肥胖、睡眠呼吸暂停综合征都是加重高血压和肾脏病变的因素，应积极加以控制和治疗。

二、中医概述

（一）病因病机

隋·巢元方《诸病源候论》曰："消渴其久病变，或发痈疽，或成水疾。"《圣济总录》有云："消渴饮水过度，脾土受湿而不能有所制，聚为浮肿胀满而成水也"，又云："消渴病久，肾气受伤，肾主水，肾气虚惫，气化失常，开阖不利，水液聚于体内而出现水肿。"《灵枢·五变篇》曰："五脏皆柔弱者，善病消瘅"，指出先天禀赋不足，肝心脾肺肾五脏虚弱是消渴病肾病的重要原因。《灵枢·本脏》曰："脾脆，善病消瘅"，指出脾脏虚弱是发生消瘅的重要病因。《圣济总录》又曰："消肾者，由少服石药，房事过度，精血虚竭，石药孤立，肾水燥涸，渴饮水浆，下输膀胱，小便利多。"《外台秘要》曰："房劳过度，致令肾气虚耗，下焦生热，热则肾燥，肾燥则渴。"均认为房劳过度可引起肾气亏虚而生消渴病肾病。唐代《外台秘要》引《古今录验》云："渴而饮水不能多，但腿肿，脚先瘦小，阴痿弱，数小便者，此为肾消病也。"明代《景岳全书》曰："凡水肿等证，乃肺脾肾相干之病，盖水为至阴，故其本在肾；水化于气，故其标在肺；水唯畏土，故其制在脾。今肺虚则气不化精而化水，脾虚则土不制水而反克，肾虚则水无所主而妄行"，指出水肿与肺、脾、肾之亏虚密切相关。清代唐宗海《血证论》曰："瘀血化水，亦发水肿，是血病而兼水也"，指出瘀血可以导致水肿，而且水肿与血瘀同时并存。明代《证治要诀》云："三消久而小便不臭，反作甜气，在溺中滚涌，更有浮泥面如猪脂。"这种尿浊如脂见于糖尿病性肾病大量蛋白尿者。清代《杂病源流犀烛》云："有消渴后身肿者，有消渴面目足膝肿而小便少者。"

尹翠梅认为，脾的功能失司是糖尿病引起糖尿病性肾病的关键因素。脾为后天之本，主运化水谷与水湿，脾的功能失司在糖尿病性肾病的发生、发展过程中具有重要作用。《素问·经脉别论》曰："饮入于胃，游溢精气，上输于脾，脾气散精，上归于肺，通调水道，下输膀胱，水精四布，五经并行。"脾为后天之本，主气血生化、主运化，有升清、散精的作用；胃主受纳，脾为胃行其津液，水谷精微的吸收转输全赖于脾胃运化功能的正常发挥。脾不散精，升降失司，导致水谷精微壅滞化浊而成消渴，下输膀胱则形成尿浊，出现蛋白尿；水湿泛溢肌肤，则见头面四肢浮肿等肾病征象。

1.脾主运化水谷

《素问·奇病论篇》云："帝曰：有病口甘者，病名为何？何以得之？岐伯曰：此五气之溢也，名为脾瘅。夫五味入口，藏于胃，脾为之行其精气，津液在脾，故令人口甘也。此肥美之所发也，此人必数食甘美而多肥也，肥者令人内热，甘者令人中满，故其气上溢，转为消渴，治之以兰，除陈气也。"《黄帝内经》中提出消渴病的发生源于素嗜肥甘厚味，导致脾主运化不及，脾为胃行其津液功能失司，痰、湿、热等蕴结于内，耗气伤津。脾主运化水谷精微，为后天之本，脾主升清，胃主降浊，今脾胃功能失司，升降失常，清阳不升，浊阴不降，水谷精微不得输布周身，下泄而从肾脏排出，故出现蛋白尿。

2.脾主运化水湿

《素问·至真要大论篇》云："诸湿肿满，皆属于脾。"宋代《圣济总录》云："消渴饮水过度，脾土受湿而不能有所制，则泛溢妄行于皮肤肌肉之间，聚为浮肿胀满而成水也。"消渴病本渴而饮水多，再加上膏粱厚味聚生痰湿，脾不能运化水湿，使之失去正常排泄之性，则泛溢肌肤发为水肿。糖尿病肾病患者进一步发展，病情加重，肾小球滤过率逐渐下降，进入慢性肾脏病终末期阶段，出现小便量少与恶心呕吐并见之关格，更是湿浊影响脾胃气机所为。《灵枢·五变》云："脾脆，善病消瘅""五脏皆柔弱者，善病消瘅。"《灵枢·邪气脏腑病形》云："脾脉微小为消瘅"，同样强调脾脏受损易于变生糖尿病性肾病。《杂病源流犀烛·脾病源流》所言："盖脾统四脏，脾有病必波及之，四脏有病，亦必待养于脾。故脾胃气充，四脏皆赖煦育；脾气绝，四脏不能自生，凡治四脏者，安可不养脾哉。"脾病则各脏均可受累而病，脾气虚则五脏俱无气所充而虚。李中梓在《医宗必读·卷一》中曰："夫脾具土德，脾安则土为金母，金实水源。土不凌水，水安其位，故脾安则肾愈安也。"《医学心悟》亦云："治渴初宜养肺降心，久滋肾养脾……，然心肾皆通乎脾，养脾则津液自生。"由此可见，对于糖尿病性肾病的治疗，应先治脾，健脾以益气，升清以泄浊。

尹翠梅认为糖尿病性肾病系"脾肾同病，脾病为先"，治疗上应遵循"先天生后天，后天养先天"的理论基础，重视调理脾肾以治本；遵循"脾为后天之本，气血生化之源"的理论，治疗应从调理脾胃入手。

尹翠梅认为糖尿病性肾病是在消渴脾失健运的病机基础上进而形成脾肾两虚为本，痰湿、血瘀为标的病机特点，且血瘀贯穿病程的始终。根据脾肾两脏亏虚程度的差异以及标实的不同，可将本病分为早期、中期、晚期进行辨证论治。早期基本病机为脾气亏虚，治疗以益气健脾为基本原则，选用方药二陈汤，并据标实程度酌加芳香化湿及活血化瘀之品；中期病机为脾肾两虚，治疗以补脾益肾为主，方用二陈汤合六味地黄丸加减，并据痰湿及瘀血的存在酌加祛痰湿及活血化瘀类药物，同时注重补肝肾、强腰脊；晚期以肾虚为主、浊毒内停、气血阴阳衰败为基本病机，治疗以健脾益肾、阴阳双补、降浊泄毒为主，选用方药实脾散合金匮肾气丸，并根据兼证的不同酌加相应药物以对症治疗。

对于蛋白尿的产生，尹翠梅认为脾肾虚损贯穿始终。脾肾同病，治脾为先。因"精气等宜藏不宜泄"，肾为"封藏之本，受五脏六腑之精而藏之"，脾主统摄升清。若肾不藏精，或脾不摄精，或脾不升清，便可致精气下泄而出现蛋白尿，故可认为脾不摄精、清气下陷和肾不藏精、精气下泄是导致慢性肾病蛋白尿的直接病机，故临床蛋白尿重在脾肾同治。但在治疗中又当根据病情，辨证的同时，注重治脾为先。肾、脾分别为人体先天之本、后天之本，二者在人的整个生命过程中相互依赖，共同作用。李中梓曰"且脾不下陷则精固而二便调，俾少阴奉之，得以全闭蛰封藏之本，故脾安则肾愈安矣。"因此，对于脾肾同病者，追究脾肾之间的内在联系，从补益脾胃入手，此即"善补肾者，当于脾胃求之"之旨，而并不是一切疾病只要补脾不要补肾，如临床见肾虚水肿，常用培土制水法，但就因此认为"补肾不如补脾"，凡肾虚患者只要补脾不必补肾，那就错了。临床许多肾虚的病症不是单纯补脾所能取效的，而补肾或脾肾双补，却可获效。

（二）中医诊断

1.疾病诊断

消渴病肾病是继发于"消渴病"的肾脏疾病，包括"消渴病"继发的"水肿""肾劳""关格"等，与古代文献中的"肾消"密切相关，相当于现代医学的糖尿病性肾脏疾病。其早期症状不突出，仅表现为尿蛋白排泄率增加；中期表现为尿多泡沫、水肿等，化验肾功能指标尚正常，尿常规检查出现蛋白；晚期肾功能损害不断加重，失代偿期可以表现为乏力、腰腿酸痛、夜尿频多、水肿、食欲减退、面色无华、爪甲色淡等，甚至可以表现为恶心呕吐、大小便不通，出现多器官、多系统损害，酸碱平衡失调，水、电解质紊乱，终成中医"关格"危候。

糖尿病性肾病的诊断标准有：

①有确切的糖尿病病史。

②尿蛋白排泄率（UAER）：3个月连续尿检查UAER介于20~200 μg/min，且可排除其他引起UAER增加的原因者，可诊断为早期糖尿病性肾病。

③持续性蛋白尿：尿蛋白>0.5g/24小时连续两次以上，并能排除其他引起蛋白尿的原因，可诊断为临床期糖尿病性肾病。

2.证候诊断

（1）主证

①气阴两虚证：尿浊，神疲乏力，气短懒言，咽干口燥，头晕多梦，或尿频尿多，手足心热，心悸不宁，舌体瘦薄，质红或淡红，苔少而干，脉沉细无力。

②肝肾阴虚证：尿浊，眩晕耳鸣，五心烦热，腰膝酸痛，两目干涩，小便短小，舌红少苔，脉细数。

③气血两虚证：尿浊，神疲乏力，气短懒言，面色淡白或萎黄，头晕目眩，唇甲色淡，心悸失眠，腰膝酸痛，舌淡脉弱。

④脾肾阳虚证：尿浊，神疲畏寒，腰膝酸冷，肢体浮肿，下肢尤甚，面色晄白，小便清长或短少，夜尿增多，或五更泄泻，舌淡体胖有齿痕，脉沉迟无力。

（2）兼证

①水不涵木，肝阳上亢证：兼见头晕头痛，口苦目眩，舌红，苔黄，脉弦有力。

②血瘀证：兼见定位刺痛，夜间加重，肢体麻痛，肌肤甲错，舌色暗，舌下静脉迂曲，瘀点瘀斑，苔白，脉沉弦涩。

③膀胱湿热证：兼见尿频、急迫、灼热、涩痛，舌苔黄腻，脉滑数。

3.鉴别诊断

水肿与鼓胀的鉴别：二病均可见肢体水肿，腹部膨隆。鼓胀单见腹胀大，面色苍黄，腹壁青筋暴露，四肢多不肿，反见瘦削，后期或可伴见轻度肢体浮肿。水肿则头面或下肢先肿，继及全身，面色㿠白，腹壁亦无青筋暴露。

（三）中医治疗

1.辨证治疗

（1）主证

①气阴两虚证

治法：益气养阴。

方剂：参芪地黄汤加减。

药物组成：党参、黄芪、茯苓、地黄、山药、山茱萸、牡丹皮。

②肝肾阴虚证

治法：滋补肝肾。

方剂：杞菊地黄丸加减。

药物组成：枸杞子、菊花、熟地黄、山茱萸、山药、茯苓、泽泻、牡丹皮。

③气血两虚证

治法：补气养血。

方剂：当归补血汤合济生肾气丸加减。

药物组成：黄芪、当归、制附片、肉桂、熟地黄、山药、山茱萸、茯苓、牡丹皮、泽泻。

④脾肾阳虚证

治法：温肾健脾。

方剂：附子理中丸合真武汤加减。

药物组成：附子、干姜、党参、白术、茯苓、白芍、甘草。

（2）兼证

①水不涵木，肝阳上亢证

治法：镇肝息风。

方剂：镇肝熄风汤加减。

药物组成：白芍、玄参、天冬、川楝子、牛膝、生龙骨、生牡蛎、茵陈、麦冬、甘草。

②血瘀证

治法：活血化瘀。

方剂：桃红四物汤加减。

药物组成：桃仁、红花、当归、川芎、丹参等。

③膀胱湿热证

治法：清热利湿。

方剂：八正散加减。

药物组成：扁蓄、瞿麦、木通、车前子、滑石、栀子、土茯苓、陈皮、茯苓。

加减：反复发作，迁延难愈者，无比山药丸加减；血尿合用小蓟饮子。

2.中成药治疗

（1）生脉饮　用于气阴两亏所致的心悸气短、脉微自汗等。

（2）附子理中丸　用于脾胃虚寒所致的脘腹冷痛、呕吐泄泻等。

（3）济生肾气丸　用于肾阳不足，水湿内停所致的肾虚水肿、腰膝酸重等。

3.其他治疗

根据病情可选择有明确疗效的治疗方法，如针灸、推拿等，亦可采用中药穴位注射法、红光照射法、中药离子导入法、中药药浴疗法等。

三、病案实录

病案一：消渴病肾病（气阴两虚证）

王某，男性，60岁。初诊：2019年10月10日。

【主诉】口干、乏力、小便带沫5年，加重1周。

【现病史】糖尿病病史5年。5年前查空腹血糖为10.5mmol/L；尿常规示尿糖（++++），尿蛋白（±），尿微量白蛋白 130mg/L，诊断为"2 型糖尿病，糖尿病性肾病"。症状以口干、乏力为主，时有心悸，动则汗出，后经治疗好转，血糖控制在 7.0mmol/L 左右，尿蛋白近年来检查结果始终为阴性，尿微量白蛋白未测。1 周前由于饮食生冷，导致腹痛泄泻，经治疗后泄泻症状稍见缓解，但周身乏力症状日益加重，双腿酸软无力，甚则难以自行下地行走，伴心悸气短，动则汗出，口干欲饮，饮后腹胀，纳食少，尿急，时有尿失禁，大便溏泄，每日 2~3 次，无明显腹痛症状，夜眠可，舌淡暗，苔白，边有齿痕，脉细数。

【既往史】否认药物过敏史。

【辅助检查】查体：双肺呼吸音粗，心率 98 次/分，律齐，血压 130/80mmHg，双下肢水肿（+）。入院时查空腹血糖 8.4mmol/L，尿常规示尿白细胞（−），尿糖（++），尿蛋白（+），24 小时尿蛋白定量 1.12g/24h。

【中医诊断】消渴病肾病（气阴两虚证）。

【西医诊断】2 型糖尿病，糖尿病性肾病。

【辨证分析】患者素体脾虚，加之入院前饮食生冷，导致腹痛、腹泻，伤及气阴，加之年老体衰，本身就气阴不足，故治以益气养阴，健脾补肾。

【治法】益气养阴，健脾补肾。

【处方】消食助运方合参芪地黄汤加减。

陈皮 12g、半夏 9g、茯苓 15g、生白术 15g、枳壳 10g、焦神曲 10g、焦麦芽 10g、太子参 30g、黄芪 15g、熟地黄 15g、山药 20g、山茱萸 15g、麦冬 10g、芡实 10g、金樱子 15g。7 剂，水煎服，日 1 剂，早晚分服。

二诊：患者服药 7 剂后心悸气短症状减轻，尿急、尿失禁较以前大有好转，乏力症状减轻，可以下地行走，但仍腹胀，纳食少，大便成形，每日 1 次，舌淡暗，苔白，边有齿痕，脉细数。查体：双肺呼吸音清，心率 82 次/分，律齐，血压 120/70mmHg，双下肢无水肿，自诉有时傍晚可出现水肿，查空腹血糖 7.6mmol/L，尿常规示尿糖（+），尿蛋白（+）。

【辨证分析】诸症减轻，主方不变。上方加淫羊藿、鸡内金，加强健脾补肾之力。

【治法】益气养阴，健脾补肾。

【处方】上方加淫羊藿15g、鸡内金10g。7剂，水煎服，日1剂，早晚分服。

三诊：饮食较前好转，心悸、气短等症状已基本缓解，乏力轻，时有小便不利。舌淡暗，苔白，舌边齿痕轻，脉细。

【辨证分析】诸症减轻，主方不变。患者时有小便不利，上方加车前子增强通利小便之功效。

【治法】益气养阴，健脾补肾。

【处方】上方加车前子15g。7剂，水煎服，日1剂，早晚分服。

服药7剂后，患者自觉症状良好，复查尿常规示尿糖（±），尿蛋白（±），24小时尿蛋白定量0.32g/24h。嘱患者不适随诊。

病案二：消渴病肾病（气阴两虚证）

刘某，女性，58岁。初诊：2019年3月19日。

【主诉】反复水肿、腰困2年余。

【现病史】2型糖尿病病史8年，目前使用门冬胰岛素30注射液降糖。2年前发现蛋白尿阳性，肾功能不全，予对症治疗后血肌酐维持在130μmol/L左右。刻下症见腰酸、乏力明显，气短懒言，纳差，手足心热，心悸不宁，双下肢轻度水肿；小便调；大便偏稀，每日1~2次；舌质偏红，苔薄白，脉细。

【既往史】否认药物过敏史。

【辅助检查】

①尿常规：尿蛋白（++），尿潜血（−）。

②血肌酐：124μmol/L。

③尿素氮：14.4mmol/L。

【中医诊断】消渴病肾病（气阴两虚证）。

【西医诊断】2型糖尿病，糖尿病性肾病。

【辨证分析】反复水肿、腰困2年余，腰酸、乏力明显，纳差，手足心热，心悸不宁，舌质偏红，苔薄白，脉细，系气阴两虚之征。脾气虚，水液运化失调，泛溢肌肤，发为水肿。腰者，肾之府，肾虚则腰酸；阴虚则热，故见手足心热；脾胃虚弱，纳运乏力，故见纳差；脾失健运，则气血生化不足；肢体肌肤失于濡养，故乏力。

【治法】益气养阴。

【处方】参芪地黄汤加减。

黄芪30g、山药20g、党参20g、生地黄10g、山茱萸15g、清半夏9g、陈皮12g、茯苓皮12g、炙甘草10g、防风10g、独活10g、薏苡仁30g、车前草10g、当归15g、生白术15g。7剂，水煎服，日1剂，早晚分服。

二诊：水肿消退，仍腰酸、乏力，纳食改善。实验室检查：尿蛋白（＋）、潜血（＋），血肌酐119μmol/L，尿素氮12.3mmol/L。

【辨证分析】水肿消退，仍腰酸、乏力，首诊方去甘草，加白芍、五味子、麦冬增强养阴之效，防治利水伤阴。

【治法】益气养阴。

【处方】上方去甘草，加白芍15g、五味子12g、麦冬15g。7剂，水煎服，日1剂，早晚分服。

三诊：偶有腰酸，余无不适。实验室检查：血肌酐95μmol/L，尿素氮11.6mmol/L。效不更方，守二诊处方继服。

治疗4个月后，复查血肌酐为81μmol/L，恢复到正常范围。

四、诊疗品析

【病案一品析】患者素体脾虚，且饮食生冷，致腹痛腹泻，伤及气阴，又年老体衰，气阴本不足，故治以益气养阴，健脾补肾，用消食助运合参芪地黄汤加减。方中陈皮、半夏、茯苓、生白术、山药健脾益气；太子参、黄芪补肺益气健脾；熟地黄滋阴补肾；山茱萸补益肝肾，收敛精气；麦冬养阴生津，金樱子温肾涩精。由于气阴两伤，肾气不固，尿急，时有尿失禁，故加入芡实益肾固精止遗。二诊之后，效不更方，同时加大温补肾脾之力，佐以清热，以固本求源。

【病案二品析】《黄帝内经》云："脾气散精，上归于肺，通调水道，下输膀胱"。脾虚升清无力，清气不升则精微下泄；三焦失司引起水液输布失常、精微运行不循常道，故见水肿；脾胃虚弱，纳运乏力，故纳差；脾失健运，四肢百骸失养，故乏力；肾阴虚则腰酸，阴虚则热，故见手足心热；肺主三焦，土为肺金之母，肺脾功能正常则三焦水道通调，方选参芪地黄汤益气养阴，使脾、肺、三焦功能正常，则"水津四布，五精并行，揆度以为常矣"。方中党参、黄芪、白术、山药为君药，补元气，实肺脾。防风、独活升清阳，配合党参、白术、黄芪有补气祛风之力；陈皮健脾和胃，理气燥湿；半夏燥湿化痰，陈皮配半夏以加强燥湿化痰，理气和中之功；生地黄、山茱萸滋阴补肾，诸药共为臣药。茯苓健脾渗湿，薏苡仁健脾利水，车前草清热渗湿利水，共为佐药。甘草调和诸药，为使药。全方共奏益气养阴、利水渗湿之效。

（闫冬雪）

第四节　糖尿病性冠心病

一、西医概述

1.流行病学

国内外流行病学调查显示，糖尿病患者合并心血管病的发病率高于非糖尿病患者。

2.病因病机

糖尿病性冠心病是糖尿病患者并发心脏冠状动脉粥样硬化，血管内皮功能紊乱，脂质或脂蛋白进入血管壁沉着形成斑块，管腔狭窄或闭塞，血流量减少，心脏组织缺血和坏死，以弥漫性、多支同时发生病变为特点。现代医学对其发病机制尚未阐明，可能与血糖波动大、脂代谢紊乱、高血压、血液黏度增高、中心性肥胖、胰岛素抵抗、高胰岛素血症、微量白蛋白尿及吸烟等因素有关。

3.诊断标准

糖尿病的诊断标准：参照中华医学会糖尿病学分会2020年发布的《中国2型糖尿病防治指南（2020版）》。

稳定性冠心病诊断标准：依据2018年中华医学会心血管病学分会修订的《稳定性冠心病诊断与治疗指南》以及2016年版《中国成人血脂异常防治指南》制定诊断标准：①冠状动脉血管造影检查发现心外膜下冠状动脉直径狭窄≥50%，且患者具有典型心绞痛症状或无创性检查显示患者有心肌缺血证据；②已诊断动脉粥样硬化性心血管疾病（ASCVD），且LDL-C水平≥1.8mmol/L的患者。

4.实验室检查

（1）心电图　左心室各导联的波形呈ST段压低，T波低平或倒置或双向，急性心肌梗死ST段抬高，病理性Q波或无Q波，心动过速，心房纤颤，多源性室性早搏，房室传导阻滞等心律失常改变。

（2）血心肌坏死标记物及心肌酶　心肌坏死标记物（肌红蛋白、肌钙蛋白、肌酸激酶同工酶）增高水平与心肌梗死范围及预后明显相关。心肌酶包括肌酸激酶、天门冬酸氨基转移酶及乳酸脱氢酶，其特异性及敏感性不及心肌坏死标记物，但仍有参考价值。

（3）超声心动图检查　评价左心室收缩、舒张功能。心脏普遍扩大，以左室为主，并有舒张末期和收缩末期内径增大，室壁运动呈阶段性减弱、消失或僵硬，对心肌病变具有诊断价值。

（4）冠状动脉造影　多支冠状动脉狭窄病变是糖尿病性冠心病的特点，管腔狭窄，直径缩小70%~75%以上会严重影响供血，直径缩小50%~70%也有一定的临床意义。

（5）心功能检查　收缩前期延长，左室射血时间（LV/ET）及PEP/LVET比值增加。

5.鉴别诊断

（1）非糖尿病性冠心病　可通过病史、血糖、糖化血红蛋白检查予以鉴别。

（2）急性心肌梗死应激状态高血糖　急性心肌梗死时，机体通过垂体-肾上腺系统，促使肾上腺皮质激素大量分泌，以及肾上腺髓质激素分泌增加，拮抗胰岛素，使血糖上升，糖耐量减低，但随着病情好转，3~6个月可恢复正常。早期可通过HbA1c检测以资鉴别。

6.西医治疗

（1）糖尿病基础治疗　口服降糖药或胰岛素治疗；控制血压；调节血脂。

（2）冠心病治疗　阿司匹林肠溶片抗血小板；硝酸酯类药物扩张冠状动脉；必要时施行介入治疗。

二、中医概述

（一）病因病机

中医古籍中虽没有关于糖尿病性冠心病的正式记载，但自《黄帝内经》起就有相关论述。如《灵枢·本脏》言："心脆则善病消瘅热中"；《灵枢·邪气脏腑病形》曰："合脉微小为消瘅"；张仲景《伤寒论》记载："消渴，气上撞心，心中痛热"；巢元方在《诸病源候论》载有："消渴重，心中痛"；《医宗己任篇·消症》曰："消之为病，源于心火炎炽"等。现代著名医家吕仁和教授指出糖尿病性冠心病中医病名可称为"消渴病胸痹"。从中医角度看，消渴病胸痹是在消渴病基础上久治不愈转化而来，病因主要有先天禀赋不足、七情郁结、饮食不节、劳欲过度、寒邪侵袭等。

清代叶天士在其著作《临证指南医案·三消》中将此病基本病机归纳为"阴虚燥热"，对后世影响很大，阴虚则津液枯涸，加之燥热煎灼，致血行不畅，渐成瘀血；气为血帅，气虚或气机不畅，可致血行无力或受阻，阻滞心脉；肺、脾、肾功能受损，津液敷布失常，水湿聚而成痰，或虚火燥热炼液成痰，阻滞心脉；素体阳虚，内生虚寒，或外受寒邪侵袭，凝滞心脉，痹阻胸阳，均可发为胸痹。

尹翠梅经过多年临床观察，认为糖尿病性冠心病为糖尿病迁延日久，气滞、痰浊、血瘀等病理产物累及心脏而发，病性本虚标实，虚实夹杂，以脾虚为本，气滞、痰浊、血瘀、寒凝等因素为标，虚实之间相互影响。根据其发病过程，可分为初期、进展期及晚期。发病初期，为消渴病日久累及心脏，脾气不足、气阴两虚，心脉失养则心悸、怔忡。病变进展期，脾虚失运，津液不化，肺失治节，津液不布，肾气失司，气化失司，体内津液代谢障碍，故痰浊内生；抑或久病阴虚燥热，灼津成痰，痰浊闭阻，气机不利，胸阳不振，弥漫心胸，发为胸痹。病变晚期，"久病入络""久病必虚""久病必瘀"，气虚血瘀，血运不畅，或气滞血瘀，心络瘀阻，不通则痛，故胸中刺痛。

（二）中医诊断

1.疾病诊断

糖尿病并发或伴发心脏血管系统的病变，涉及心脏的大、中、小、微血管损害。属于中医"心悸""胸痹心痛""真心痛"等范畴。

（1）胸痹心痛　因胸阳不振，阴寒、痰浊留踞胸廓，或心气不足，鼓动乏力，使气血痹阻、心失血养所致，以胸闷及发作性心胸疼痛为主要表现的内脏痹病类疾病。

（2）真心痛　乃胸痹的进一步发展，症见胸痛剧烈，甚则疼痛持续不解，休息或服用药物后不能缓解，常伴有汗出肢冷、面白唇紫、手足青至节、脉微欲绝或结代等危急证候。

2.证候诊断

（1）脾虚气滞证　心悸气短，胃脘痞满或胀痛，食少纳呆，伴倦怠乏力，面色㿠白，易汗出，舌质淡红，舌体胖且边有齿痕，苔薄白，脉虚细缓或结代。

（2）脾虚痰阻证　胸闷重而心痛微，痰多气短，肢体沉重，形体肥胖，遇阴雨天而易发作或加重，伴有倦怠乏力，纳呆便溏，咯吐痰涎，舌体胖大且边有齿痕，苔浊腻或白滑，脉滑。

（3）痰瘀互阻证　心胸疼痛，如刺如绞，痛有定处，入夜为甚，甚则心痛彻背，背痛彻心，或痛引肩背，伴有胸闷、纳呆、脘腹胀满，日久不愈，可因暴怒、劳累而加重，舌质紫暗，有瘀斑，苔腻，脉弦涩。

3.鉴别诊断

（1）惊悸和怔忡　心悸包括惊悸和怔忡，是指患者自觉心中悸动、惊惕不安，甚则不能自主的一种病证，临床一般多呈阵发性，每因情志或劳累过度而发作，且常与失眠、健忘、眩晕、耳鸣等症同时并见。惊悸和怔忡的病因不同，病理程度上又有轻重之别。怔忡每由内因引起，并无外惊，自觉心中惕惕，稍劳即发，病来虽渐，但全身情况较差，病情较为深重；惊悸则相反，常由外因而成，偶受外来刺激，或因惊恐，或因恼怒，均可发病，发则心悸，时作时止，病来虽速，但全身情况较好，病势浅而短暂。另外，惊悸日久可以发展为怔忡；怔忡患者又易受外惊所扰，而使悸动加重。

（2）胸痹与胃脘痛　胸痹之不典型者，其疼痛可在胃脘部，而易与胃脘痛混淆，但胃脘痛多伴有嗳气、呃逆、呕吐酸水或清涎等脾胃证候，可予以鉴别。

（3）胸痹与真心痛　胸痹是指以胸部闷痛，甚则胸痛彻背，短气、喘息不得卧为主症的一种疾病，轻者仅感胸闷如窒，呼吸欠畅，重者则有胸痛，严重者心痛彻背，背痛彻心。真心痛是胸痹的进一步发展，症见心痛剧烈，甚则持续不解，伴有汗出、肢冷、面白、唇紫、手足青至节、脉微细或结代等危重证候。

（三）中医治疗

尹翠梅在治疗糖尿病时常常从脾论治。脾位于中焦，主运化升清，主肌肉四肢，为气血津液生化之源。只有脾气健运，饮食水谷精微的消化、吸收与运输的功能才能旺盛，与肺、肾共同维持体内水液的平衡。糖尿病患者虽然多食多饮，但大量的饮食进入体内，没有为人体所利用。中医认为这主要是因为"脾失健运"，精气不升，生化无源所致。饮食的消化、吸收、利用功能主要在脾。若脾失健运，血糖等就不能输布脏腑营养四肢，即糖不能转化为能量，可见中医脾之虚弱是糖尿病发病的基本病理。脾虚日久，可致诸脏受累而导致多种并发症的产生，而健脾则为本病治疗大法。在治疗时，补气健脾、化痰燥湿贯穿始终。痰为百病之源，痰阻气机，可见气滞；痰阻血脉，可见血瘀。此外，根据患者症状的不同，临证时应予详细辨别。病到后期，虚中有实，病情复杂，则宜标本兼顾，攻补兼施。

1.辨证治疗

（1）脾虚气滞证

治法：益气健脾，理气活血。

方剂：二陈汤合香砂枳术丸、生脉散加减。

药物组成：陈皮、半夏、党参、炒白术、炙甘草、麦冬、五味子、木香、砂仁、枳实等。

加减：兼有气滞血瘀者，加川芎、郁金行气活血；见痰浊之象者，合用山药、胆南星健脾化痰；兼见失眠者，加茯神、远志定悸安神，柏子仁、酸枣仁收敛心气，养心安神。

（2）脾虚痰阻证

治法：化痰宽胸，宣痹止痛。

方剂：二陈汤合瓜蒌薤白半夏汤加减。

药物组成：陈皮、瓜蒌、薤白、清半夏、枳实、茯苓、石菖蒲、竹茹、甘草等。

加减：痰浊郁而化热者，合用黄连温胆汤加郁金清化痰热，理气活血；痰热兼有郁火者，加海浮石、海蛤壳、黑山栀、天竺黄、竹沥化痰火之胶结；大便干结者，加桃仁、大黄。

（3）痰瘀互阻证

治法：活血化瘀，通脉止痛。

方剂：二陈汤合血府逐瘀汤加减。

药物组成：陈皮、半夏、川芎、桃仁、红花、赤芍、柴胡、桔梗、枳壳、牛膝、当归、生地黄、郁金。

加减：瘀血痹阻重证，胸痛剧烈，加乳香、没药、降香、丹参等加强活血理气之功；血瘀气滞并重，胸闷痛甚者，加沉香、檀香、荜茇等辛香理气止痛之药；寒凝血瘀或阳虚血瘀，伴畏寒肢冷，脉沉细或沉迟者，加桂枝或肉桂、细辛、高良姜、薤白等温通散寒之品，或人参、附子等益气温阳之品；若气虚血瘀，伴气短乏力，自汗，脉细弱或结代者，当益气活血，合用人参养营汤及桃红四物汤加减，重用人参、黄芪等益气祛瘀之品。

2.中成药治疗

（1）口服中成药

①通心络胶囊：适用于冠心病心绞痛属心气虚乏、血瘀络阻证。症见胸部憋闷、刺痛、绞痛、固定不移等。

②速效救心丸：适用于气滞血瘀型冠心病、心绞痛。

③复方丹参滴丸：适用于气滞血瘀所致的胸痹，症见胸闷、心前区刺痛等。

（2）中成药注射剂

①复方丹参注射液：适用于胸中憋闷、心绞痛等。

②参麦注射液：适用于气阴两虚型之休克、冠心病等。

③参附注射液：适用于阳气暴脱之厥脱（休克）等。

④冠心宁注射液：适用于冠心病、心绞痛。

3.其他治疗

（1）针灸治疗

穴位：巨阙、膻中、心俞、厥阴俞、膈俞、内关。

功效：益气活血，通阳化浊。

（2）中医传统疗法

八段锦：体势有坐势和站势两种。坐势练法恬静，运动量小，适于起床前或睡觉前穿内衣锻炼。站势运动量大，适于各种年龄锻炼。

三、病案实录

病案一：消渴病胸痹（脾虚痰阻证）

高某，男性，65岁。初诊：2018年7月18日。

【主诉】发作性胸闷气短1个月。

【现病史】2型糖尿病病史10余年，长期服用二甲双胍缓释片，未规律监测血糖。2017年4月诊断为冠心病，口服阿司匹林肠溶片、单硝酸异山梨酯缓释片。2017年12月症状加重行冠状动脉支架置入术，术后口服氯吡格雷、阿司匹林肠溶片、单硝酸异山梨酯缓释片。近1个月来，患者时感胸闷、气短，纳呆便溏，咯吐痰涎，无明显胸痛。平素易乏力，心烦，睡眠欠佳，舌红，苔白腻，脉滑。

【既往史】否认药物过敏史。

【辅助检查】①糖化血红蛋白：7.6%。②心电图：多个导联S-T段压低，T波平坦。③颈部血管彩超：双侧颈动脉多发斑块。④心脏彩超：左心扩大。

【中医诊断】消渴病胸痹（脾虚痰阻证）。

【西医诊断】糖尿病性冠心病。

【辨证分析】消渴病多年，耗伤气阴，故症见乏力，气短；患者年迈，脾气渐弱，气血生化乏源，水湿不化，聚湿成痰，痰阻胸膈，故见胸闷；气阴两虚，心神失养，加之痰浊扰心，故眠差；舌红，苔白腻，脉滑均为脾虚痰阻之征象。

【治法】益气健脾化痰。

【处方】二陈汤合瓜蒌半夏汤加减。

陈皮15g、半夏9g、茯苓15g、瓜蒌20g、炒白术15g、远志15g、石菖蒲15g、炒枣仁30g。7剂，水煎服，日1剂，早晚分服。

【西医治疗】

①盐酸二甲双胍片：0.5g，3次／日，口服。

②单硝酸异山梨酯缓释片：60mg，1次／日，口服。

③阿司匹林肠溶片：100mg，1次／日，口服。

④氯吡格雷（波立维）：75mg，1次／日，口服。

二诊：2018年7月28日。服药后，自觉胸闷气短明显减轻，活动量增加，仍有饭后胃脘部胀满不适，睡眠好转，舌淡，苔薄，脉滑。

【辨证分析】方进7剂后，患者活动量较之前增加，少有胸闷气短发作，方药切中病机，但患者仍感纳呆，考虑脾胃功能尚未恢复，当继续益气健脾，加用木香、干姜、党参。

【治法】益气健脾化痰。

【处方】上方加木香6g、干姜10g、党参10g。7剂，水煎服，日1剂，早晚分服。

【西医治疗】

①盐酸二甲双胍片：0.5g，3次／日，口服。

②单硝酸异山梨酯缓释片：60mg，1次／日，口服。

③阿司匹林肠溶片：100mg，1次／日，口服。

④氯吡格雷：75mg，1次／日，口服。

三诊：2018年9月28日。胸闷气短、纳呆便溏好转，患者自行停药，食欲大增，饮食没有节制，近日又感活动加量后胸闷，舌淡红，苔薄白，脉弦。

【辨证分析】素体脾虚，服药后脾胃之气刚刚得复，继而进食大量油腻，加重脾胃负担，遂又复发。嘱患者清淡饮食，治疗上继续益气健脾为主，佐以活血行气。

【治法】益气健脾，活血行气。

【处方】陈皮15g、半夏9g、茯苓15g、党参30g、炒白术15g、川芎10g、丹参30g、远志15g、石菖蒲15g、木香6g。10剂，水煎服，日1剂，早晚分服。

【西医治疗】

①盐酸二甲双胍片：0.5g，3次／日，口服。

②单硝酸异山梨酯缓释片：60mg，1次／日，口服。

③阿司匹林肠溶片：100mg，1次／日，口服。

④氯吡格雷：75mg，1次/日，口服。

后随访，诸症缓解。嘱患者清淡饮食，调畅情志。

病案二：消渴病胸痹（痰瘀互阻证）

张某，男性，61岁。初诊：2019年3月21日。

【主诉】反复胸闷、胸痛1年，加重7天。

【现病史】2型糖尿病病史12年，平素血糖控制尚可。1年前于外院诊断为冠心病。7天前，患者因家中琐事与妻子吵架后出现心前区憋闷疼痛，遂于山西省人民医院就诊检查，心电图提示心肌缺血性改变。心内科医师建议行冠脉造影检查，患者拒绝检查，来我院门诊求助中医药治疗。平素喜食肥甘厚腻之品。刻症见：头晕目眩，口干，胸闷，活动后心痛，休息缓解，纳可，眠差，腹胀，大便黏臭，舌暗红，苔黄腻，脉滑数。

【既往史】高血压病史10年。否认药物过敏史。

【辅助检查】①实验检查：空腹血糖8.9mmol/L，甘油三酯2.8mmol/L，总胆固醇5.9mmol/L。②血压：160/95mmHg。③心电图：V_1–V_5导联S–T段压低。④腹部彩超：中度脂肪肝。⑤颈部血管彩超：双侧颈动脉内膜不光滑。

【中医诊断】消渴病胸痹（痰瘀互阻证）。

【西医诊断】糖尿病性冠心病。

【辨证分析】既往饮食不节，过食肥甘，损伤脾胃。脾胃受损，运化失司，津液聚而生痰，痰阻气机，气滞血瘀，痰瘀互阻，闭阻心脉，故见胸闷胸痛；痰瘀阻络，上犯清窍，故见头晕目眩；痰蕴日久化热，热扰心神，故眠差；痰湿阻滞气机，故见腹胀、大便黏；舌暗红，苔黄腻，脉滑数均为痰瘀互阻之征象。

【治法】健脾化痰，活血化瘀。

【处方】二陈汤合血府逐瘀汤加减。

陈皮15g、半夏9g、黄连10g、竹茹15g、枳实15g、枳壳15g、柴胡15g、牛膝15g、川芎15g、红花15g、炒白术15g、厚朴15g、丹参30g。7剂，水煎服，日1剂，早晚分服。

【西医治疗】

①苯磺酸左旋氨氯地平：2.5mg，1次/日，口服。

②辛伐他汀片：20mg，1次/日，口服。

③阿司匹林肠溶片：100mg，1次/日，口服。

④盐酸二甲双胍片（格华止）：1g，2次/日，口服。

二诊：2019年4月1日。胸闷、胸痛好转，余症均有所好转，仍眠差，黄腻苔已退，舌下脉络仍有瘀象。

【辨证分析】黄腻苔已退，湿热渐除，恐黄连苦寒伤胃，当去之。患者眠差，加珍珠母重镇安神。

【治法】健脾化痰，活血安神。

【处方】陈皮15g、法半夏9g、炒白术15g、茯苓20g、党参30g、丹参30g、枳壳20g、红花15g、川芎10g、珍珠母30g。10剂，水煎服，日1剂，早晚分服。

【西医治疗】

①苯磺酸左旋氨氯地平：2.5mg，1次/日，口服。

②辛伐他汀片：20mg，1次/日，口服。

③阿司匹林肠溶片：100mg，1次/日，口服。

④盐酸二甲双胍片：1g，2次/日，口服。

三诊：2019年4月15日。胸闷症状消失，口干、腹胀满、大便黏臭等症状好转。

【辨证分析】脾虚痰瘀仍为基本病机，效不更方。

【治法】健脾化痰，活血安神。

【处方】守二诊处方，15剂，水煎服，日1剂，早晚分服。

【西医治疗】

①苯磺酸左旋氨氯地平：2.5mg，1次/日，口服。

②辛伐他汀片：20mg，1次/日，口服。

③阿司匹林肠溶片：100mg，1次/日，口服。

④盐酸二甲双胍片：1g，2次/日，口服。

四、诊疗品析

【病案一品析】患者因胸闷气短就诊，乏力、气短属气虚，纳呆便溏、苔腻、脉滑属脾虚痰阻，故处方以二陈汤合瓜蒌半夏汤加减。方中炒白术、茯苓补气健脾，半夏燥湿化痰，陈皮行气，远志、石菖蒲化湿，炒酸枣仁宁神助眠。二诊时患者仍觉饭后胃脘部胀满不适，系脾胃功能尚未恢复，故在前方基础上加用木香、干姜和党参。三诊时患者诸症好转，继续予以二诊处方加减健脾祛湿。久病入络，加丹参活血通络。

【病案二品析】患者平素嗜食肥甘厚腻之品，损伤脾胃，痰湿内生，郁而化为湿热，热耗伤阴液，则口干；湿阻气机，气滞则水停血瘀，则见心悸失眠；湿热邪气流注肠道，故大便黏滞恶臭；舌暗红，苔黄腻，脉沉细少弦为痰热兼瘀之征。处方以二陈汤合血府逐瘀汤加减。方中陈皮、半夏燥湿化痰；黄连清热燥湿；柴胡、厚朴、川芎、枳壳宽胸理气；红花、丹参活血通络；全方共奏清热化痰，活血通络之功。二诊时，湿热渐除，故去苦寒伤胃之黄连；三诊时，诸症缓解，继续守方服用。

【小结】

尹翠梅认为代谢性疾病大都属于慢性虚弱性疾病，证候错综复杂，气、血、阴、阳都有亏损，单纯地补气、补血、补阴、补阳等补偏救弊之法是很难奏效，唯有从调补脾胃入手，方能缓缓见效。《灵枢·终始》篇中"阴阳俱不足，补阳则阴竭，泻阴则阳脱，如是者可将以甘药，不可饮以至剂"，亦即此意。尹翠梅认为过去人们靠劳作为生，过劳是常事，自然消耗脾气；现在，从温饱不足变成小康了，体力活动锐减，从过去的肌肉过劳，变成了现在的过逸，过逸就会用进废退，同样是对脾气的削弱。因为久坐、不运动导致的脾虚，脾失健运，水湿内停，人也就越来越胖，而且是虚胖，直接后患就是催生糖尿病、肥胖、高血压、冠心病等代谢性疾病病。临证时应根据患者不同症状，予以详细辨别。

（王悦尧）

第五节　糖尿病性脑梗死

一、西医概述

1.流行病学

中风目前已经成为危害我国中老年人群身体健康和生命的主要疾病之一，

其发病率、致残率、死亡率不断增高，是导致人类死亡的主要疾病之一。流行病学资料表明，我国每年新发中风患者约为200万人，每年死于中风的患者约为150万人。中风致残率很高，约有3/4的患者遗留有严重的残疾，丧失劳动能力，给社会及家庭带来沉重的负担。

2型糖尿病（T2DM）使中风的风险增加2~6倍。此外，与非糖尿病患者相比，T2DM使卒中复发风险加倍，并增加死亡率。糖尿病是卒中的主要危险因素，近2/3的糖尿病患者伴有急性缺血性卒中。在每年新的和复发的缺血性卒中患者中，40%在入院时有高血糖。糖尿病病情加重卒中预后。脑梗死作为糖尿病的一种严重并发症，治疗困难，治愈率低，恢复慢，在老年患者中有极高的致残率和病死率，目前临床中缺乏有效的治疗手段。

2.病因病机

糖尿病性脑梗死的发病机制较为复杂，与糖脂代谢紊乱，血液高凝状态，微血管病变，以及吸烟、肥胖等因素有关。糖尿病性脑梗死以脑动脉粥样硬化致脑缺血为主要病理改变，以腔隙性脑梗死最为常见。

3.诊断标准

既往有糖尿病病史，或在脑梗死发病过程中确诊为糖尿病。

（1）急性脑梗死　①急性起病；②局灶神经功能缺损（一侧面部或肢体无力或麻木，语言障碍等），少数为全面神经功能缺损；③症状或体征持续时间不限（当影像学显示有责任缺血性病灶时），或持续24小时以上（当缺乏影像学责任病灶时）；④排除非血管性病因；⑤脑CT/MRI排除脑出血。

（2）短暂性脑缺血发作　①发病突然；②局灶性脑或视网膜功能障碍的症状；③持续时间短暂，一般10~15分钟，多在1小时内，最长不超过24小时；④恢复完全，不遗留神经功能缺损体征；⑤多有反复发作的病史。

4.实验室检查

（1）血液检查　血糖、血脂、糖化血红蛋白、血常规、肝肾功能、血清电解质、甲状腺功能、凝血功能、尿液分析、尿肾功等。

（2）影像学检查　脑的影像学检查可以直观地显示脑梗死的范围、部位、血管分布、有无出血、陈旧或新鲜梗死灶等。头颅CT平扫和MRI是最常用的检查方法。

5.鉴别诊断

脑卒中伴应激性高血糖 除有确切的糖尿病病史外，部分患者无相关病史，急性起病应激情况下血糖升高，在短暂性脑缺血发作、缺血性卒中或出血性脑卒中后，所有患者尽可能都通过血清葡萄糖测定、糖化血红蛋白（HbA1c）或葡萄糖耐量试验等检查、筛查糖尿病。检查的选择和时机应由临床判断，并注意疾病急性期可能有一过性的血糖紊乱。通常在事件后即刻检测HbA1c可能较其他筛选检测更准确。

6.西医治疗

（1）糖尿病基础治疗 口服降糖药或胰岛素等降糖治疗；控制血压；调节血脂。

（2）脑梗死的治疗 阿司匹林肠溶片抗血小板聚集；必要时施行溶栓治疗。

二、中医概述

（一）病因病机

糖尿病性脑梗死属中医学"消渴病中风"的范畴。中医古籍中虽没有"消渴病中风"的病名，但有关消渴病和中风的论述却较详细。《素问·通评虚实论》曾经明确指出："偏枯……肥贵人则膏粱之疾也。"明·张景岳《景岳全书》指出："消渴病，其为病之肇端，皆膏粱肥甘之变，酒色劳伤之过，皆富贵人病之而贫贱者少有也。"《丹溪心法·论中风》指出："东南之人，多是湿土生痰，痰生热，热生风也"。《临证指南医案·中风》指出"精血衰耗，水不涵木……肝阳偏亢，内风时起。"清代医家王清任指出中风半身不遂，偏身麻木是由于"气虚血瘀"所致。从中医角度看，消渴病中风的发生，责之于饮食不节，过食肥甘厚味，导致脾胃运化失职，脾失健运，聚湿生痰，痰郁化热，引动肝风，风痰痹阻脑之脉络而发病。糖尿病脑梗死以消渴病的病机为基础，以中风病的发病为转归。

现代医家总结前人经验，进一步探讨发病机制。认识到本病的发生主要系消渴病久，气阴双亏，燥热伤阴灼液，导致血液黏滞；气虚不能帅血而行，导致血液凝滞；气虚不能布津，津液不归正化，聚湿生痰，痰瘀互结，阻滞脑脉，神机不利，则出现神志不清；阻滞经络，则见半身不遂，口眼歪斜，言语不畅。

尹翠梅认为，当世之人，调摄失常，过食肥甘厚味及生冷辛辣，损伤脾胃，脾胃受损，运化失司，一方面脾气虚，痰湿生，痰湿之邪可上犯脑窍发为中风；另一方面，气虚不运，气机阻滞，血行不畅，瘀阻脑络，发为中风。基于"脾病为先"的学术思想，对糖尿病性脑梗死的病因病机总结如下：

1.脾失健运，痰浊内生

患者长期嗜食肥甘厚味，损伤脾胃，脾气亏虚，运化失司，津液失布，聚湿生痰，痰郁生热，热极生风。《素问·通评虚实论篇》云："凡治消瘅、仆击、偏枯、痿厥、气满发逆，肥贵人则膏粱之疾也。"可见早在《黄帝内经》成书时代，古代医家就认识到嗜食肥甘厚味为消瘅与偏枯共同的发病基础。现代研究也证实肥胖以及高脂饮食与糖尿病和脑梗死的发生密切相关。

2.气阴两虚，瘀血阻络

消渴病程日久，耗气伤阴，气阴两虚，阴虚生内热，煎灼津液，致血液焦枯；气虚则运血无力，阴虚则血行艰涩，病久入深，营卫之行涩，血瘀脉道，痹阻经络；瘀滞已成，则导致瘀血不去，新血不生，瘀血阻于脑络，则神识不清，阻于经络则见半身不遂、口眼歪斜。

（二）中医诊断

1.疾病诊断

糖尿病性脑梗死属于中医"消渴病中风""消渴厥"等范畴。

（1）中风　因气血逆乱、脑脉闭阻或血溢于脑所致。以昏仆、半身不遂、肢体麻木、舌不能语等为主要表现。

（2）消渴厥　消渴发展至严重阶段，脏器衰败，阴津亏竭，痰湿浊毒内蕴，虚火上扰，清窍被蒙，神明失主。消渴厥是在消渴病基础上，出现的以神识昏蒙为主要表现的疾病。

2.证候诊断

（1）脾虚痰阻证　四肢乏力，口苦，纳差，大便溏，小便清，肢体偏枯不用，肢软无力，面色萎黄，舌质淡，体胖大，有齿痕，苔薄黄或腻，脉细滑或细弱。

（2）脾虚血瘀证　平素乏力，头晕耳鸣，腰酸，突然发生口眼歪斜，言语不利，手指瞤动，甚或半身不遂，舌质暗红，苔白，脉弦涩。

（3）痰瘀互阻证　呕恶，纳差，口眼歪斜，舌强语謇或失语，半身不遂，肢体麻木，舌暗紫，苔滑腻，脉弦滑。

3.鉴别诊断

（1）中风与口僻　口僻俗称吊线风，主要症状是口眼歪斜，多伴有耳后疼痛。因口眼歪斜，有时伴流涎、言语不清。多由正气不足，风邪入中脉络，气血痹阻所致，不同年龄均可罹患。中风病口舌歪斜者多伴有肢体瘫痪或偏身麻木，系气血逆乱，血随气逆，上扰脑窍而致脑髓神经受损，且以中老年人患病为多。

（2）中风与痫病　痫病与中风之中脏腑均有猝然昏仆的临床表现。痫病为发作性疾病，昏迷时四肢抽搐，口吐涎沫，双目上视，或作异常叫声，醒后一如常人，且肢体活动多正常，发病以青少年居多。

（3）中风与厥证　厥证神昏常伴有四肢逆冷，一般移时苏醒，醒后无半身不遂、口舌歪斜、言语不利等症；而中风后多遗留半身不遂、口舌歪斜等后遗症。

（4）中风与痉病　痉病以四肢抽搐，项背强直，甚至角弓反张为主症。病发亦可伴神昏，但无半身不遂、口舌歪斜、言语不利等症状。中风后多遗留半身不遂、口舌歪斜等后遗症。

（5）中风与痿病　痿病以手足软弱无力、筋脉弛缓不收、肌肉萎缩为主症，以双下肢或四肢为多见，或见患肢肌肉萎缩，或见筋惕肉瞤。起病缓慢，起病时无突然昏倒不省人事、口舌歪斜、言语不利。中风病亦有见肢体肌肉萎缩者，多见于后遗症期，由半身不遂而废用所致。

（三）中医治疗

临床辨证治疗糖尿病性脑梗死，首辨病位深浅，邪中经络者浅，中脏腑者深。二辨病程处于急性期、恢复期、后遗症期哪一阶段。三辨标本主次，虚、火、风、痰、气、血六端的盛衰变化。四辨病势顺逆，根据不同的表现，分别予以治标、治本或标本同治。

尹翠梅认为本病属本虚标实，本虚以脾气虚为主，渐至气阴两虚。标实则责之瘀血、痰浊等病理产物，总以脉络不通为主。治疗当在辨证施治前提下，以脾病为先，故治以补气健脾，并酌情加化痰逐瘀通络之品，取其"以通为补""以通为助"之义。

1.辨证治疗

（1）脾虚痰阻证

治法：益气健脾化痰。

方剂：二陈汤合小陷胸汤加减。

药物组成：陈皮、半夏、茯苓、党参、炒白术、山药、瓜蒌、黄连、白芥子、川芎。

加减：痰热重，加胆南星、竹茹清热燥湿化痰；腰膝酸软，加续断、桑寄生、杜仲壮筋骨，强腰膝。

（2）脾虚血瘀证

治法：益气健脾祛瘀。

方剂：二陈汤合桃红四物汤加减。

药物组成：炙黄芪、党参、陈皮、茯苓、半夏、赤芍、牛膝、当归、地龙、红花、川芎、桃仁。

加减：痰热较重，苔黄腻，泛恶，加胆南星、竹沥、川贝母清热化痰；阴虚阳亢，肝火偏旺，心中烦热，加栀子、黄芩清热除烦。

（3）痰瘀互阻证

治法：化痰逐瘀。

方剂：二陈汤合补阳还五汤加减。

药物组成：陈皮、半夏、胆南星、地龙、全蝎、远志、石菖蒲、黄芪、鸡血藤、丹参、红花。

加减：痰热偏盛，加全瓜蒌、竹茹、川贝母清化痰热；兼有肝阳上亢，头晕头痛，面赤，舌红苔黄，脉弦劲有力，加钩藤、石决明、夏枯草平肝息风潜阳；咽干口燥，加天花粉、天冬养阴润燥。兼有动风，加天麻、钩藤平息内风；有化热之象，加黄芩、黄连清热。

2.中成药治疗

（1）口服中成药

①化痰通络胶囊：功效为活血通络，祛痰开窍，用于中风后遗症。

②安宫牛黄丸：用于热病，邪入心包，高热惊厥，神昏谵语；中风昏迷；脑炎、脑膜炎、中毒性脑病、脑出血等。

③华佗再造丸：用于瘀血或痰湿闭阻经络之中风瘫痪、拘挛麻木、口眼歪斜，言语不清。

④消栓再造丸：用于气虚血滞、风痰阻络引起的中风后遗症，症见肢体偏瘫、半身不遂、口眼歪斜、言语障碍、胸中郁闷等。

（2）中成药注射液

①丹红注射液：用于气虚血瘀证。

②醒脑静注射液：用于气血逆乱之脑脉瘀阻所致的中风昏迷、偏瘫口歪。

③川芎嗪注射液：用于治疗缺血性脑血管病急性期及其他缺血性血管疾病。

④血塞通注射液：用于中风偏瘫、瘀血阻络证；动脉粥状硬化性血栓性脑梗死、脑栓塞、视网膜中央静脉阻塞见瘀血阻络证者。

3.其他治疗

（1）针灸治疗 临床早期合理应用针刺治疗，对糖尿病合并脑血管病患者的恢复是有益的，是一种重要的治疗方法。

主穴：百会、风府、哑门、大椎、至阳、腰阳关、长强。

配穴：根据不同证型，配相应穴位。言语謇涩者，加通里、上廉泉、头针语言区；口角歪斜者，加地仓、颊车。

（2）推拿治疗

穴位：上肢取大椎、肩髃、臂臑、曲池、手三里、大陵、合谷；下肢取命门、腰阳关、居髎、环跳、阴市、阳陵泉、足三里、委中、承山、昆仑。

操作手法：使用推、拿、点、按、揉、搓、摇等手法。

（3）康复锻炼 糖尿病合并脑血管病的患者应及早进行康复治疗，配合中医针灸、推拿、按摩以及导引。康复锻炼于早期救治后，病情稳定即可开始，可提高疗效，减轻致残程度，提高生存质量。

三、病案实录

病案一：消渴病中风（脾虚痰阻证）

王某，男性，68岁。初诊：2019年6月9日。

【主诉】眩晕1周。

【现病史】糖尿病病史20年，近半年来未规律服用药物，自测空腹血糖波动于10mmol/L左右，餐后2小时血糖15mmol/L左右。近1周来，患者突然出现眩晕，乏力，食欲差，两目干涩，口干不欲饮，眠差，夜尿频数，大便溏，舌尖红，体胖大，苔黄腻，脉滑数。

【既往史】高血压病史约10年，服苯磺酸左旋氨氯地平片治疗；血脂异常约7年，服非诺贝特片治疗。否认药物过敏史。

【辅助检查】

①血压：180/110mmHg。

②脑CT：多发性腔隙性脑梗死。

③实验室检查：糖化血红蛋白7.9%，空腹血糖8.4mmol/L，甘油三酯2.7mmol/L，总胆固醇4.6mmol/L。

【中医诊断】消渴病中风（脾虚痰阻证）。

【西医诊断】糖尿病性腔隙性脑梗塞，高血压病，高脂血症。

【辨证分析】脾主四肢肌肉，脾虚四肢肌肉失养，故见肢体乏力；脾虚不运，故纳差；脾虚收摄无力，水谷精微下注，故小便频数；脾虚津液输布失常，清窍失养，故口干、目涩；脾虚生痰生湿，痰湿上泛，故口干不欲饮；痰湿内渗肠道，故大便溏；痰蕴日久生热，热扰心神，故眠差。舌尖红，体胖大，苔黄腻，脉滑数均为脾虚湿盛之征。

【处方】二陈汤合小陷胸汤加减。

陈皮12g、胆南星15g、瓜蒌30g、半夏9g、茯苓15g、天麻30g、赤芍15g、白芍15g、黄连3g、石菖蒲15g、远志15g。6剂，水煎服，日一剂，早晚分服。

【西医治疗】

①苯磺酸左旋氨氯地平片：2.5mg，2次/日，口服。

②非诺贝特缓释片：200mg，1次/日，口服。

③阿司匹林肠溶片：100mg，1次/日，口服。

④盐酸二甲双胍片：1g，2次/日，口服。

二诊：2019年6月20日。服药后眩晕症状明显缓解，大便通畅，口干多饮明显，余症均有好转。舌尖红，腻苔变薄，脉滑。

【辨证分析】舌苔由腻变薄，系脾气得复，湿邪渐去，故去胆南星；又因口干多饮，故佐以清热凉血养阴之品；还因患者眠差，故加酸枣仁安神助眠。

【处方】上方去胆南星，加生地黄20g、玄参15g、炒酸枣仁30g。6剂，水煎服，日1剂，早晚分服。

【西医治疗】

①苯磺酸左旋氨氯地平：2.5mg，2次/日，口服。

②非诺贝特缓释片：200mg，1次/日，口服。

③阿司匹林肠溶片：100mg，1次/日，口服。

④盐酸二甲双胍片：1g，2次/日，口服。

三诊：2019年7月10日。头晕症状已消失，睡眠改善，患者自诉近半年来从未有如此安稳之睡眠。

【辨证分析】糖尿病病史20年，考虑气阴两虚为本，继续予以益气养阴治其本，佐以行气化痰。

【处方】太子参30g、麦冬20g、五味子15g、生龙骨30g、生牡蛎15g、赤芍15g、白芍15g、陈皮15g、半夏9g、生麦芽30g、炒酸枣仁15g。15剂，水煎服，日1剂，早晚分服。

【西医治疗】

①苯磺酸左旋氨氯地平片：2.5mg，2次/日，口服。

②非诺贝特缓释片：200mg，1次/日，口服。

③阿司匹林肠溶片：100mg，1次/日，口服。

④盐酸二甲双胍片：1g，2次/日，口服。

患者2个月间断服用三诊方20余剂，乏力、眠差等症状好转。血压波动于120~140/75~90mmHg，空腹血糖波动于6~7mmol/L，餐后血糖波动于7~9mmol/L。

病案二：消渴病中风（痰瘀互阻证）

张某，男性，57岁。初诊：2020年8月11日。

【主诉】右侧肢体麻木2天。

【现病史】10年前无明显诱因出现口干多饮的症状，于社区医院检查发现血糖升高，诊断为2型糖尿病，未规律服用药物，平素血糖控制不佳。2天前，无明显诱因出现右侧肢体麻木，伴头晕，但不伴肢体活动障碍，无头痛，无恶心呕吐，无意识障碍、吞咽困难、二便失禁等。刻下症见：头晕，右半侧肢体麻木，口干多饮，纳差，眠差，身体困重，大便黏滞，小便可，舌暗红，边有齿痕，苔滑腻，脉弦涩。

【辅助检查】头颅 CT：左侧半卵圆区小斑片状低密度阴影。

【中医诊断】消渴病中风（痰瘀互阻证）。

【西医诊断】糖尿病性腔隙性脑梗塞。

【辨证分析】气虚则生痰生湿，痰阻气机，痰气阻滞，瘀血内生。阴虚则血行艰涩，病久入深，营卫之行涩，血瘀脉道，痹阻经络。痰瘀阻于脑络，则头晕；阻于经络，则肢体麻木。口干多饮、纳眠差、身困重、大便粘滞均为脾虚痰瘀之征。

【处方】二陈汤合补阳还五汤加减。

陈皮 15g、半夏 9g、枳实 30g、炙黄芪 30g、赤芍 15g、当归 15g、天麻 30g、钩藤 20g、石菖蒲 15g、远志 15g、夜交藤 30g、地龙 15g、全蝎 3g（研末冲服）。6 剂，水煎服，日 1 剂，早晚分服。

【西医治疗】

①阿司匹林肠溶片：100mg，1 次/日，口服。

②盐酸二甲双胍片：1g，2 次/日，口服。

二诊：2020 年 8 月 21 日。服用 2 剂后肢体麻木症状缓解，6 剂服完后，身体困重、大便黏滞情况好转，舌暗红，边有齿痕，苔滑腻，脉弦涩。

【辨证分析】患者脾虚日久，痰瘀困脾，于上方中加入芳香之品，醒脾化湿。加用党参、苍术补气健脾；藿香芳香醒脾。

【处方】上方加党参 30g、苍术 15g、藿香 15g。6 剂，水煎服，日 1 剂，早晚分服。

【西医治疗】

①阿司匹林肠溶片：100mg，1 次/日，口服。

②盐酸二甲双胍片：1g，2 次/日，口服。

三诊：2020 年 8 月 29 日。诸症均有缓解，舌暗红，苔薄白，脉弦滑。

【辨证分析】患者脾虚为本，痰湿瘀血为标，舌脉提示脾气渐复，湿邪已去。治疗以补脾为主，兼以活血通络。

【处方】守二诊处方去半夏、苍术、枳实，加白术 15g。6 剂，水煎服，日 1 剂，早晚分服。

【西医治疗】

①阿司匹林肠溶片：100mg，1次/日，口服。

②盐酸二甲双胍片：1g，2次/日，口服。

后随访，诸症缓解。

四、诊疗品析

【病案一品析】长期过食肥甘厚味，损伤脾胃，脾失健运，聚湿生痰，痰郁化热，引动肝风，挟痰上扰，致中风发作。尹翠梅在治疗中，一方面嘱患者清淡饮食，加强锻炼；另一方面从脾入手，常采用补气健脾，化痰除湿之法。首诊选用二陈汤合小陷胸汤清热化痰，二诊时痰湿征象减轻，阴虚显现，加用生地黄、玄参清热凉血养阴，后以益气养阴收功。整个治疗过程，紧扣病机，体现了中医辨证论治之特色。

【病案二品析】痰瘀阻络，故右侧肢体麻木；痰瘀阻于脑络，故头晕。治宜益气活血，化痰逐瘀，方选二陈汤合补阳还五汤加减。方中黄芪益气健脾；陈皮、半夏燥湿化痰；石菖蒲、远志化痰开窍；当归、赤芍、全蝎、地龙活血通络；天麻、钩藤平肝潜阳；夜交藤既可通络，又可安神助眠；枳实行气导滞。诸药合用，虚实同治，标本兼顾。二诊脾气渐复，诸症缓解。

【小结】

尹翠梅将糖尿病性脑梗死的病机归结为脾失健运，痰浊内生，以及气阴两虚，痰浊瘀血痹阻脉络。气血逆乱于脑，病位在脑，涉及经络、血脉及心、肝、肾、脾诸脏。治疗应根据疾病分期及证候的不同，多法并用，随症加减、标本兼顾、攻补兼施。

（王悦尧）

第六节　糖尿病性周围血管病变

血管病变是糖尿病常见的并发症之一，亦是导致糖尿病患者死亡的主要原因之一。最常见的血管病变有心血管病变、脑血管病变，以及肾脏、视网膜、皮肤的微血管病变等。临床中，将心脑血管病以外的血管病变，统称为周围血管病变。

糖尿病性周围血管病变的主要部位是肾脏、视网膜、皮肤等处的微血管，病理变化是微循环障碍和毛细血管基底膜增厚。视网膜微血管病变多见于青年起病的糖尿病患者，后期会导致失明。糖尿病性肾病多与糖尿病性视网膜病变和糖尿病性神经病变同时存在。糖尿病皮肤微血管病变可见于全身任何部位，以下肢胫骨前和足部皮肤微血管受累多见，表现以局部紫绀和皮肤缺血性溃疡多见，这种溃疡是浅表的、疼痛性的，但足背动脉搏动良好。

祖国医学没有糖尿病性周围血管病变的病名，根据疾病的临床表现，可归属于"脉痹""痹厥"。《素问·五脏生成篇》中提到"凝于脉者为泣"，以致"血不得反其空"，可引起"痹厥"。

一、西医概述

1.流行病学

据统计，50%的糖尿病患者在10年左右的病程后可出现糖尿病视网膜病变，15年以上病程者发病率达80%。糖尿病病情越重，年龄越大，并发症的发病率越高。有报告表明，糖尿病患者比非糖尿病患者的失明几率高25倍。

糖尿病肾病的发病率高达65%，是糖尿病患者的主要死亡原因之一。糖尿病肾病占终末期肾功能衰竭病因的首位，约为35%~38%。在肾衰竭透析的患者中，因糖尿病引起者占70%~80%。

糖尿病皮肤微血管病变以胫前色素斑为首发症状，据统计，胫前色素斑占首位，达14.4%。本病患者男性多于女性，病情轻，病程长，有周围神经病变者更易发生。

糖尿病下肢血管病变症状：小腿、足部发凉，软弱，困倦，行路不能持久，行路感乏力加重，休息2~3分钟后即消失，以后可出现间歇性跛行。

2.病因病机

糖尿病周围血管病变多数认为与胰岛素抵抗、持续高血糖、氧化应激、血管内皮细胞损伤、动脉壁平滑肌细胞增殖、免疫代谢障碍、炎症反应等多种因素有关。

3.诊断标准

参考2020年《中国2型糖尿病防治指南》及2015年《下肢动脉硬化闭塞症诊治指南》拟定。

①确诊糖尿病。

②有下肢动脉硬化闭塞缺血的临床表现。

③踝肱指数（ABI）检查：ABI≤0.90，可诊断为下肢缺血。

④下肢动脉彩超：动脉硬化、斑块、管腔狭窄等。

⑤下肢血管CT造影（CTA）、下肢血管核磁（MRA）或血管造影（DSA）：管腔狭窄等。

4.实验室检查

①葡萄糖耐量、胰岛素释放试验、C肽释放试验、胰岛自身抗体。

②糖化血红蛋白。

③血常规、血脂、肝肾功能、电解质、凝血检查。

④尿常规、尿微量白蛋白。

⑤颈动脉彩超、下肢动脉彩超、眼底检查。

⑥踝肱指数（ABI）检查。

⑦下肢血管CTA、MRA或DSA。

5.鉴别诊断

（1）糖尿病足　糖尿病下肢血管病变与糖尿病足的病情轻重不同。糖尿病下肢血管病变的病情加重，可转变为糖尿病足；下肢血管病变是糖尿病足的早期病变。

（2）下肢静脉血栓　有下肢皮肤颜色变紫暗，局部疼痛，行走受限等症状，无动脉搏动减弱，进一步行下肢血管彩超可明确诊断。

6.治疗

（1）运动康复治疗　有氧运动，包括行走、伸踝或屈膝等运动。

（2）根据下肢缺血程度进行三级预防

一级预防：戒烟、限酒、控制体重，控制血糖、血压、血脂，使用阿司匹林或氯吡格雷抗血小板治疗等；

二级预防：在使用抗血小板、他汀类调脂药等药物的基础上，加用血管扩张药物，如前列地尔、西洛他唑等；

三级预防：减轻疼痛、促进溃疡愈合、避免截肢、提高生活质量等对症治疗。

（3）血管重建术　内科保守治疗无效时，需行血管重建术，包括外科手术治疗和血管腔内治疗。

（4）护理调摄要点　①戒烟。②规律饮食：根据体质特点进行饮食种类选择。③调畅情志。④作息规律，睡眠充足。⑤每日检查足部皮肤。⑥选择舒适且柔软的鞋子。

二、中医概述

《素问·痹论篇》指出的痹"在于脉则血凝而不流"，可认为是对脉痹病机的最早阐述，认识到脉痹的治疗应抓住"血凝而不流"这一主要病机。《素问·五脏生成篇》提到"凝于脉者为泣"，以致"血不得反其空"，可引起"痹厥"，有助于进一步认识脉痹的机理。唐代医家王冰在注释时认为："泣，谓血行不利。空者，血流之道，大经隧也。"说明血瘀痹阻于较小脉络，以致难以返流于大的经脉，引起经脉痹阻，进而发展还可以引起手足逆冷。清代何梦瑶在《医碥·痹》中提到的"血脉不流而色变"亦是对脉痹病机的阐述，并且其指出的"外感之风寒湿能痹，岂内生之寒湿独不痹乎？""死血阻塞经隧，则亦不通而痹矣。"认为内生之瘀血、痰饮亦可致痹。

尹翠梅认为消渴脉痹发病与脾虚、痰湿、痰瘀互结关系密切。脾为后天生化之本，为气血生化之源，饮食入胃腐熟水谷，水谷经脾之运化，转为水谷精微，以濡养脏腑四肢百骸。脾虚则水谷精微不能化生，脏腑四肢百骸不能得以濡养，则出现乏力倦怠；真气不足抵抗外邪入侵，破损而不能修复，则伤口久溃不愈。脾虚水湿不化，则痰湿内生；痰湿阻滞气机，气血运行受阻，则五脏失养，百病变生；痰阻经脉，则四肢不温，麻木疼痛；气滞血瘀，痰瘀互结，则四肢皮色变暗，末梢感觉减退或消失，进而导致下肢溃烂不能愈合，严重者危及生命。

糖尿病性周围血管病变，无论虚实，均合并瘀血，治疗中应根据虚实寒热，辨证用药；根据患者的体质，适当使用活血化瘀药或破血药。临床中，糖尿病周围血管病变，加地龙通络活血以改善末梢循环，延缓血管病变的进展；加水蛭破血通络，用量既可从3g起，根据疗效调节用量，也可逐渐加量。糖尿病周围血管病变可以发展为糖尿病足，病程长，病情重，需要长期治疗，方可取得疗效。糖尿病周围血管病变要及早控制，防止并发症加重，早防早治。

（一）病因病机

消渴日久，气血阴阳俱损，气血不能畅行，本虚而六淫外邪侵袭，并由于郁、瘀、痰、浊错综复杂，损伤目、肾、四末，发为糖尿病微血管病变。

1.六淫

久居潮湿之地，感受风寒湿邪，风寒湿邪气留于经脉，寒湿凝滞，气机瘀滞，气滞血瘀，痹阻下肢血脉，则下肢无力，行走疼痛。

2.情志

肝气不舒，肝郁气滞，气滞血液运行不畅，血行受阻，则气滞血瘀，瘀血阻脉，瘀阻日久则血脉闭塞，则下肢无力。

3.禀赋不足

素体脾胃虚弱，或饮食不节，肝肾不足，又加风寒湿之邪，则气血凝滞，经络阻塞所表现出来的下肢无力，间歇性跛行。

4.久病大病

久病大病失养，抑或因产时产后，致气血两虚，不能濡养筋脉，气虚运血无力，则气虚血瘀，而致经脉闭阻，而成脉痹。表现为头晕目眩，少气懒言，乏力自汗，下肢无力，行走疼痛等。

（二）中医诊断

1.疾病诊断

消渴日久，出现小腿、足部发凉，软弱，困倦，行路不能持久，行路感乏力加重，休息2~3分钟后即消失，以后可出现间歇性跛行。

2.证候诊断

（1）阴虚血瘀证　肢端麻木或灼痛或肌肉挛痛等，或出现间歇性跛行，局部皮肤干燥，咽干口燥，口渴多饮，形体消瘦，腰膝酸软，自汗盗汗，五心烦热，心悸失眠，舌红少津，边有瘀斑，苔薄白干或少苔，脉细涩。

（2）气虚血瘀证　肢端麻木、乏力、疼痛，肌肉萎软无力，神疲乏力，气短懒言，语声低微，面色晦暗，活动易劳累，自汗，口唇紫暗，舌质紫暗或有瘀斑、瘀点，或舌下脉络迂曲青紫，苔白，脉沉弱无力。

（3）阳虚血瘀证　肢端发凉、麻木、疼痛，入夜痛甚，肢端皮肤紫绀或苍白，间歇性跛行，面色苍白，神疲倦怠，腰腿酸软，畏恶风寒，舌质淡紫，或有紫斑，苔薄白，脉沉细涩。

（4）阴阳两虚兼血瘀证　肢端发凉、麻木、疼痛，皮肤紫绀，苍白或毛发脱落、皮肤灼痛、蚁行感，间歇性跛行，神疲体倦，五心烦热，口干咽燥，耳轮干枯，面色黧黑，腰膝酸软无力，畏寒，阳痿，或伴肢体浮肿，小便频数，夜尿增多，浑浊如脂如膏，甚至饮一溲一，舌质淡暗或有瘀斑，苔白而干，脉沉细无力而涩。

（5）热毒血瘀证　肢端麻木、灼痛，足部发红，局部肤温可有增高，口干渴喜凉饮或但欲漱水不欲咽，或口气重，汗出怕热，大便干结，小便色黄，舌质暗红，苔黄，脉弦细数。

3.鉴别诊断

（1）痿证　下肢肌肉痿软无力，行走受影响，但无疼痛。

（2）痹证　多以肢体关节疼痛，关节变形，活动障碍。二者疼痛部位不同，临床易鉴别。

（三）中医治疗

1.辨证治疗

（1）阴虚血瘀证

治法：滋阴活血通脉。

方剂：芍药甘草汤合玉泉丸加减。

药物组成：白芍、甘草、生地黄、当归、水蛭、麦门冬、黄芪、茯苓、乌梅、天花粉、葛根等。

（2）气虚血瘀证

治法：补气活血通脉。

方剂：补阳还五汤加减。

药物组成：黄芪、赤芍、川芎、当归尾、地龙、水蛭、人参等。

加减：痰湿重者，加法半夏、陈皮、茯苓、白芥子、苍术、黄柏、牛膝、薏苡仁健脾化湿通络；气滞明显者，加柴胡、枳实、姜黄、三棱、莪术理气活血止痛。

（3）阳虚血瘀证

治法：温阳活血通脉。

方剂：附子汤合当归四逆汤加减。

药物组成：附子、人参、茯苓、白术、赤芍、当归、桂枝、细辛、川芎、地龙、全蝎、水蛭等。

加减：寒凝重者，加乌头、吴茱萸、鹿角胶祛寒止痛。

（4）阴阳两虚兼血瘀证

治法：滋阴补阳，活血通脉。

方剂：金匮肾气丸合桃红四物汤加减。

药物组成：熟附子、肉桂、生地黄、山萸肉、山药、牡丹皮、茯苓、泽泻、桃仁、红花、当归、白芍、川芎、三七、水蛭等。

（5）热毒血瘀证

治法：清热解毒，活血通脉。

方剂：顾步汤合桃核承气汤加减。

药物组成：黄芪、人参、石斛、当归、银花、牛膝、菊花、紫花地丁、桃仁、制大黄、桂枝、甘草等。

2.中成药治疗

迈之灵片、蛭芎胶囊等。

3.其他治疗

（1）针灸疗法　适用于所有证型。

选穴：足三里、承山、三阴交、血海等。

方法：毫针刺，用平补平泻法，得气后留针20分钟，每日1次，每周5次。

（2）熏洗疗法

①温通经脉法：适用于气虚血瘀证、阳虚血瘀证，以及阴阳两虚兼血瘀证。

推荐方药：乌头、当归、桂枝、细辛、红花、姜黄、土茯苓、毛冬青、忍冬藤等。

使用方法：煎取药液2000毫升，首先熏蒸足部10分钟，待水温降至40℃~42℃时，再泡洗15分钟，每日1次。

②清热解毒化湿法：适用于阴虚血瘀证及热毒血瘀证。

推荐方药：土茯苓、马齿苋、苦参、重楼、大黄、毛冬青、枯矾、红花、赤芍等。

使用方法：煎取药液2000毫升，首先熏蒸足部10分钟，待水温降至40℃~42℃左右时，再泡洗15分钟，每日1次。

三、病案实录

病案：消渴脉痹（气阴两虚，瘀血阻络证）

梁某，女性，69岁。初诊：2020年7月16日。

【主诉】血糖升高13年，双下肢胫前溃烂半年。

【现病史】患者于2007年因口干、多饮、多尿、乏力、多食、消瘦就诊于当地医院，查空腹血糖，结果为20mmol/L，诊断为2型糖尿病。予饮食控制及运动，采用门冬胰岛素30，早23U、晚22U皮下注射；阿卡波糖片50mg，3次/日，口服降糖治疗，症状略缓解。2012年因眼底出血行眼底激光治疗。半年前出现双下肢胫前皮肤颜色改变，皮肤破溃，双下肢胫前渗液，左下肢予莫匹罗星软膏外用后渗液减少，右下肢胫前渗液明显，用药无好转，且疼痛剧烈。目前空腹血糖6~8mmol/L，餐后血糖未测。现症见：口干多饮，疲乏无力，心悸，头晕，视物模糊，四肢麻木刺痛，腿肿，小腿抽搐，双下肢胫前破溃，部分结痂，右下肢胫前红肿疼痛明显，胃中嘈杂，反酸，消化不良，不欲饮食，泡沫尿，夜尿多，大便调。舌质暗红，苔薄白，脉沉细。

【既往史】否认其他疾病史；无烟酒等嗜好；家族无糖尿病等重大疾病史；无药物过敏史。

【辅助检查】

①葡萄糖耐量：8.31mmol/L-12.64mmol/L-18.94mmol/L-18.94 mmol/L。

②C肽释放试验：1.77ng/mL-2.92ng/mL-5.58ng/mL-6.4 ng/mL。

③糖化血红蛋白：7.1%。

④低密度脂蛋白：3.30mmol/L。

⑤心电图：窦性心律，T波改变（V_3、V_4、V_5、V_6），心率69次/分。

⑥四肢肌电图：广泛轻度周围神经损伤。

⑦下肢血管彩超：双下肢动脉硬化伴斑块形成，双下肢深静脉未见明显血栓。

⑧腹部彩超：脂肪肝。

⑨颈动脉彩超：双侧颈动脉管壁毛糙，内膜增厚，左侧颈总动脉分叉处小斑块形成。

【中医诊断】消渴脉痹（气阴两虚，瘀血阻络证）。

【西医诊断】2型糖尿病并多种并发症；糖尿病皮肤微血管病变；双小腿溃疡；痛性周围神经病变；糖尿病视网膜病变；脂肪肝；颈动脉、下肢动脉硬化伴斑块形成。

【辨证分析】患者血糖升高13年，双下肢胫前溃烂半年。口干多饮，疲乏无力，提示气阴两虚；心悸、头晕，提示心脉瘀阻，血液不能濡养心脉、脑窍；肝目失养，故视物模糊；下肢血脉瘀阻，故四肢麻木刺痛，腿肿，小腿抽搐；双下肢胫前破溃结痂，瘀而化热，则右下肢胫前红肿疼痛明显；脾胃虚弱，则胃中嘈杂、反酸，消化不良，不欲饮食；气虚不能收敛固涩，故夜尿多，泡沫尿。舌质暗红，苔薄白，脉沉细为气阴两虚兼瘀之征。治以益气养阴、活血通络、清热解毒。

【处方】

①内服方：补阳还五汤合增液汤合五味消毒饮加减。

黄芪30g、桃仁10g、红花10g、川芎10g、地龙30g、炒白术10g、茯苓10g、麦冬10g、玄参10g、生地黄15g、忍冬藤30g、野菊花30g、蒲公英30g、金银花10g、皂角刺10g、牛膝30g、水蛭6g。15剂，水煎服，日1剂，早晚分服。

②外用贴敷方：黄芪30g、黄芩10g、黄连10g、黄柏10g、栀子10g、败酱草30g、蒲公英30g、紫花地丁30g、金银花30g、野菊花30g、红花10g、川芎10g、地龙10g。15剂，水煎取浓汁，用干净纱布蘸汁外敷破溃处皮肤外周

（避开破溃、渗液处），2次/日。

【西医治疗】

①门冬胰岛素30：早23U，晚22U，餐时皮下注射。

②阿卡波糖：50mg，3次/日，口服。

③达格列净片：10mg，1次/日，口服。

二诊：2020年7月30日。四肢麻木刺痛，下肢肿胀明显好转，双下肢胫前结痂范围较前明显缩小，疼痛明显减轻。胃中嘈杂、反酸，消化不良，不欲饮食，舌质暗红，苔薄白，脉沉细。

【辨证分析】经治后，下肢肿胀明显好转，结痂较前有好转。治疗有效，继续予益气养阴，活血通络，清热解毒治疗。效不更方，首诊方增加白术用量，并加煅瓦楞子、海螵蛸制酸护胃，干姜温中和胃。

【处方】

①内服方：补阳还五汤合增液汤合五味消毒饮加减。

黄芪30g、桃仁10g、红花10g、川芎10g、地龙30g、炒白术30g、茯苓10g、麦冬10g、玄参10g、生地黄15g、忍冬藤30g、野菊花30g、蒲公英30g、金银花10g、皂角刺10g、牛膝30g、水蛭6g、煅瓦楞子15g、海螵蛸15g、干姜10g。15剂，水煎服，日1剂，早晚分服。

②外用贴敷方：同首诊外用方，15剂，水煎取浓汁，用干净纱布蘸汁外敷破溃处皮肤外周（避开破溃、渗液处），2次/日。

三诊：2020年10月12日。右下肢皮肤血痂完全脱落，皮肤较光滑，皮色偏暗。

【辨证分析】经治下肢肿胀明显好转，结痂较前有好转，效不更方，继服二诊方，停用外用贴敷方。

【处方】守二诊内服方。15剂，水煎服，日1剂，早晚分服。

四、诊疗品析

【病案品析】糖尿病性周围血管病变是糖尿病常见的慢性并发症之一，也是糖尿病较严重的并发症之一，病情有轻重之不同。本案患者血糖升高13年，平时血糖控制尚可。近半年，双下肢胫前皮肤破溃范围逐渐扩大，渗出、结痂明显，皮肤完整性破坏严重，系糖尿病下肢周围血管病变致下肢胫前及足部供血不足，日久瘀血形成，从而皮肤破损长期不能愈合。舌质暗红，苔薄白，脉沉细，系气阴两虚，瘀血阻络之征。

尹翠梅认为伤口久溃不愈，系正气不足，不能收敛所致。治疗应以健脾，扶助正气为主，并加以活血化瘀。本案以益气养阴、活血通络、清热解毒为治法，内服中药予以补阳还五汤合增液汤合五味消毒饮加减。方中黄芪、桃仁、红花、川芎、地龙补气通络；玄参、生地黄、麦冬养阴；忍冬藤养血助睡眠；牛膝补肾、引血下行；水蛭通络。右下肢结痂周边皮肤红肿，提示瘀而化热，故予野菊花、皂角刺、蒲公英、金银花清热解毒排脓。益气养阴养血药物，提高患者机体修复能力；活血破血通络药，改善患处血液循环，促进新生组织的生长。

下肢血管病变犹如"冰冻三尺，非一日之寒"，血管病变的改善也非一朝一夕，巩固治疗，防止病情的反复和加重，维持活血化瘀的长期治疗，是防止病情反复加重的基本保证。

（樊晓红）

第七节　糖尿病足

糖尿病足是糖尿病后期最严重的并发症之一，是糖尿病患者由于合并神经病变及各种不同程度末梢血管病变而导致下肢感染、溃疡形成和/或深部组织破坏的一组足部破溃性疾病。多发生于糖尿病病程较长、血糖长期控制不佳的患者。临床表现为单侧或双侧足部的水肿、红肿、发黑、腐烂、坏死，形成脱疽等。糖尿病足属中医"消渴病""脉痹""脱疽"等范畴。

一、西医概述

1.流行病学

据文献统计，全球糖尿病足溃疡的患病率是6.3%，男性多于女性，2型糖尿病多于1型糖尿病。在我国，糖尿病足溃疡的年发病率为8.1%，年复发率为31.6%，年死亡率为14.4%。糖尿病足的发病率在糖尿病住院病人中约占15%。大约85%的糖尿病患者截肢之前都有足部溃疡，50%~70%的糖尿病患者截肢时都有坏疽，合并感染者占20%~50%，一旦截肢发生，患者存活很难超过5~7年。只有做到早发现、早治疗才能避免截肢等严重后果。

2.病因病机

糖尿病足常因缺血、神经病变和感染三种因素协同发生作用而产生。

（1）糖尿病神经病变　糖尿病周围神经病变，导致肢体感觉减弱或消失，使足部对于压力、异物或冷热的感觉下降，故容易导致外伤、烫伤，形成溃疡。如运动神经受损，可影响足部肌肉，使肌肉萎缩，导致足部畸形；自主神经功能受损，导致皮肤分泌汗液功能下降，使皮肤干燥，容易诱发细菌感染。

（2）下肢血管病变　下肢动脉硬化引起周围小动脉闭塞症，或皮肤微血管病变，导致下肢血流量减少，使足部缺氧及营养供应不足，故下肢皮温降低、疼痛、间歇性跛行，缺血严重者可导致溃疡、坏疽。

（3）细菌感染　导致足部溃疡及足坏疽等病变。

3.临床表现

早期感觉改变呈袜套样表现，由肢体远端向近端发展，轻触觉、本体感觉、温度觉和疼痛觉减退；运动神经病变有足内在肌萎缩、爪状趾畸形；自主神经受累，可表现为皮肤排汗、温度及血运调节功能丧失，形成厚的胼胝，更易破碎和开裂。后期可出现溃疡、感染、骨髓炎、Charcot关节病等。

糖尿病足wagner分级法：

① 0级：有发生溃疡高度危险，无足溃疡。

② Ⅰ级：足皮肤表面溃疡，无感染。

③ Ⅱ级：较深的、穿透性溃疡，常合并软组织感染，无脓肿或骨的感染。

④ Ⅲ级：深度感染，伴有骨组织病变或脓肿。

⑤ Ⅳ级：局限性坏疽（趾、足跟或足背处）。

⑥ Ⅴ级：全足坏疽。

4.诊断标准　根据《2017年中国糖尿病足诊治指南》制定。

①有明确的糖尿病病史。

②有肢体缺血性表现，如发凉、怕冷、麻木、疼痛、间歇性跛行；皮色苍白或紫红，营养障碍性改变，静息痛。

③患肢足胫后动脉、足背动脉搏动减弱或消失。

④有足部溃疡或坏疽。

⑤足部有周围神经病变者，有痛觉、温觉、触觉减退或消失；皮肤及皮下组织萎缩等。

⑥多普勒超声显示肢端血管变细，血管弹性减低，血流量减少及流速减低造成缺血或坏疽。

⑦血管造影证实血管腔狭窄或阻塞，并有临床表现。

⑧电生理检查：周围神经传导速度减慢或肌电图体感诱发电位异常改变。

⑨X线检查：骨质疏松脱钙，骨质破坏，骨髓炎或关节病变，手足畸形及Charcot关节等改变。

5.相关检查

葡萄糖耐量试验，胰岛素释放试验/C肽释放试验，糖化血红蛋白，肝肾功能，电解质，血脂，血常规，C反应蛋白，血沉，分泌物细菌、真菌培养，尿常规，尿微量白蛋白，腹部彩超，心脏彩超，下肢血管彩超，颈动脉彩超，足部X线片，四肢肌电图。

6.鉴别诊断

（1）嵌甲甲沟炎　指甲往肉里生长，导致皮下组织发生红、肿，嵌甲形成初期没有太明显的感觉，随着时间的推移，指甲向肉里扎入的深度增加，会觉得疼痛感越来越增强。再加上平时不注意卫生习惯，久而久之造成甲沟组织损伤、感染，最终会形成嵌甲。甲沟炎下肢血管彩超无闭塞。

（2）痛风性关节炎　由于尿酸盐沉积在关节囊、滑囊、软骨、骨质和其他组织引起病损以及炎症反应，可以表现为局部红、肿、热、痛，疼痛剧烈，多以第一跖趾关节为首发部位。痛风有血尿酸升高。

7.西医治疗

西医综合治疗三大基本措施：

（1）基础治疗　降糖、降压、调脂、抗炎等。

（2）去腐　清除坏死组织，慢慢剥落坏死组织，必要时进行引流，然后外用药物，预防感染，为生肌创造条件。

（3）生肌　在经过清创去腐等基础性治疗之后，患者全身情况明显好转，坏死组织被清除后，新生肉芽组织开始生长。

严重的足部溃烂者，需要介入血管科、外科、整形科等多科室的参与，采取截肢、搭桥或自体干细胞移植手术等方法治疗。

二、中医概述

中医学认为糖尿病足病的病机主要是消渴日久，气阴两虚，经脉瘀阻，血行不畅，肢端失养，加之湿热下注，热毒血瘀，而成脉痹、脱疽。

（一）中医病因病机

1.感受风寒湿邪

久居潮湿之地、严寒冻伤、贪凉露宿、睡卧当风、暴雨浇淋、水中作业或汗出入水等，寒湿邪气注于肌腠经络，滞留于关节筋骨，导致气血痹阻。

2.寒湿化热

寒郁化热，湿热浸淫，则患趾（指）红肿溃脓。久病正虚不能抗邪，坏疽、高热、剧痛持续日久，可出现形体消瘦、乏力倦怠、精神疲惫、不思饮食、高热神昏等危重证候。

3.禀赋不足

素体脾胃虚弱，或饮食不节，肾阳不足，又加外受寒冻，寒湿之邪入侵，则气血凝滞，经络阻塞所表现出来的局部酸胀疼痛加重，舌暗红或有瘀斑，苔薄白，脉弦涩，而致脱疽。

4.久病失养

久病大病，抑或因产时产后，致气血两虚，不能濡养筋脉，加之瘀血痰湿，而致经脉闭阻，而成脉痹。表现为头晕目眩，少气懒言，乏力，自汗，舌淡苔白，脉细弱，下肢疼痛破溃等。

尹翠梅教授认为糖尿病足发病与脾虚、痰湿、痰瘀互结关系密切。脾为后天之本，为气血生化之源。饮食入胃，腐熟水谷，水谷经脾运化，转为水谷精微，以濡养脏腑四肢百骸。脾虚则水谷精微不能化生，脏腑四肢百骸不能得以濡养，则出现乏力倦怠、间歇性跛行；真气不足以抵御外邪入侵，皮肤破损而不能修复，故伤口久溃不愈；脾虚水湿不化，则痰湿内生，痰湿阻滞气机，气血运行受阻，则五脏失养，百病变生，痰阻经脉，则四肢不温，下肢静息痛；气滞血瘀，痰瘀互结，则四肢皮色变暗、色素沉积，进而导致下肢溃烂不能愈合，严重者危及生命。

（二）中医诊断

1.疾病诊断

消渴患者出现下肢沉重、酸痛、麻木，小腿抽搐、跛行或停止行走，休息后疼痛逐渐消失，趺阳脉减弱或消失，局部皮肤苍白，触之冰凉，严重者有下肢溃疡、颜色变暗等。

2.证候诊断

（1）寒湿阻络证　面色暗淡无华，喜暖怕冷，患肢沉重、酸痛、麻木，小腿抽搐，以致跛行或停止行走，休息后疼痛逐渐消失，趺阳脉减弱或消失，局部皮肤苍白，触之冰凉，舌淡苔白腻，脉沉细。

（2）瘀阻脉络证　患肢暗红或青紫，下垂则甚，抬高则见苍白，皮肤肌肉萎缩，趾甲变厚，趺阳脉消失，静止痛，尤以夜间为甚，舌红或紫暗，苔白薄，脉沉细而涩。

（3）热毒入络证　患肢皮肤暗红而肿，趺阳脉消失，患趾如煮熟红枣，渐变紫黑，破溃腐烂，疼痛异常，伴发热、口干、便秘、尿黄赤，舌质红，苔黄腻，脉洪数或细数。

（4）气血两虚证　病久体衰，面容憔悴，神情倦怠，心悸气短，患肢肌肉萎缩，皮肤干燥脱屑，患肢坏死组织脱落后疮面经久不愈，肉芽暗红或淡红不鲜，舌质淡，脉沉细弱。

3.鉴别诊断

（1）丹毒　患部突然皮肤鲜红成片，色如涂丹，灼热肿胀，迅速蔓延为主要表现的急性感染性疾病，无消渴病史，无趺阳脉弱。

（2）脱疽（血栓性脉管炎）　是一种较常见的慢性进行性血管疾病。临床主要表现为患肢局部的皮肤颜色和温度改变、间歇性跛行，静止性疼痛，严重者可并发溃疡、坏疽。青壮年男性最易罹患。患者无消渴病史，无趺阳脉弱。

（三）中医治疗

1.辨证治疗

（1）寒湿阻络证

治法：温阳通络、散寒祛湿。

方剂：阳和汤合独活寄生汤加减。

药物组成：熟地黄、肉桂、麻黄、鹿角胶、白芥子、姜炭、生甘草。

（2）瘀阻脉络证

治法：活血化瘀，通络止痛。

方剂：桃红四物汤加减。

药物组成：熟地黄、当归、白芍、川芎、桃仁、红花、地龙、水蛭、延胡索、三棱、莪术。

（3）热毒入络证

治法：清热解毒、消肿止痛。

方剂：四妙勇安汤合顾步汤加减。

药物组成：金银花、玄参、当归、甘草、败酱草、野菊花、蒲公英、紫花地丁、延胡索。

（4）气血两虚证

治法：补气养血。

方剂：人参养荣汤合十全大补汤加减。

药物组成：人参、当归、黄芪、白术、茯苓、肉桂、熟地黄、五味子、远志、陈皮、白芍、甘草。

（5）气阴两虚证

治法：益气养阴。

方剂：玉屏风散合增液汤加减。

药物组成：黄芪、白术、茯苓、葛根、生地黄、麦冬、沙参、桃仁、红花、赤芍、牛膝、地龙。

2.中成药治疗

脉管复康片、蛭芎胶囊、血塞通片（胶囊）。

3.其他治疗

（1）敷贴疗法　未溃时选用冲和膏、红灵油膏外敷；或用毛披树根100g，水煎，温浸患肢，1~2次/日。已溃者外敷生肌玉红膏。

（2）手术治疗　溃疡坏死组织难脱者，待炎症消退后可采用手术方法清除坏死组织，对于经治无效的肢、趾坏疽，必要时可采用低位截肢、截趾（指）术。

（3）体针疗法　上肢取合谷、内关、曲池，下肢取足三里、血海、解溪为主穴，昆仑、太溪、委中为配穴，强刺激，留针10~15分钟，隔日1次，10次为1个疗程，疗程间休息3~5日。

三、病案实录

病案：消渴脉痹（气阴两虚，瘀血阻络证）

白某，男性，64岁。初诊：2016年12月22日。

【主诉】血糖升高25年余，左足底刺伤1周。

【现病史】25年前无明显诱因出现口干多饮、多尿，伴全身乏力，无明显多食、消瘦。至当地医院查得血糖偏高，具体数值不详，尿糖（++++），诊断为糖尿病，服用二甲双胍、格列本脲片。10余年前，因血糖控制不佳，调整治疗为精蛋白生物合成人胰岛素（诺和灵N）联合门冬胰岛素降糖治疗，半年前调整为早晚餐时门冬胰岛素30皮下注射（早17~18iu，晚10~13iu），血糖控制好转。1周前，患者左足不慎踩到玻璃碎片，当时无疼痛感，夜间脱袜子看见血迹才知道刺伤，左足底局部红肿。现症见：口干多饮，疲乏无力，头晕，四肢麻木，左足底局部红肿，小便次数多，大便调，舌质暗淡，苔薄，脉沉细。

【既往史】高血压病史10余年，最高血压150/80mmHg，未服用降压药。白内障病史7年。2016年6月在山西省人民医院因眼底出血行激光治疗。颈椎病病史10年。2016年4月因右足趾脓包在山西医科大学第二附属医院行右足第二趾切除术。否认药物过敏史。

【辅助检查】

①血常规：白细胞 9.9×10^9/L，血红蛋白 101g/L。

②尿常规：尿糖（++++），白细胞（+-），酮体（++）。

③血糖：空腹血糖 14.57mmol/L，餐后2小时血糖 26.06mmol/L。

④C肽：空腹C肽 0.62ng/ml，餐后2小时C肽 1.52ng/ml。

⑤糖化血红蛋白：11.9%。

⑥尿微量白蛋白：361.7mg/L；mALB/crem：429mg/g.Cr。

⑦肝肾功能、血脂、电解质、凝血、心肌酶谱等均正常。

⑧下肢血管彩超：双下肢动脉主干硬化，左侧足背动脉流速增快。

⑨左足底脓肿彩超：左侧足底软组织回声减低，炎性可能。

⑩腹部彩超：脂肪肝。

⑪左足伤口脓液培养：金黄色葡萄球菌，对多种抗生素敏感。（2016年12月20日）

【中医诊断】消渴脉痹（气阴两虚，瘀血阻络证）。

【西医诊断】2型糖尿病；糖尿病足合并感染；足底脓肿；糖尿病酮症；糖尿病肾病Ⅲ期；糖尿病眼底病变；糖尿病周围神经病变；高血压病1级，极高危组；脂肪肝。

【辨证分析】口干多饮，疲乏无力，头晕，四肢麻木，左足底局部红肿，小便次数多，大便调；舌质暗淡，苔薄，脉沉细，为气阴两虚兼瘀血阻络证。治以益气养阴，活血通络，清热解毒。选用黄芪、白术、茯苓健脾益气；葛根滋阴；桃仁、红花、赤芍活血化瘀；牛膝、地龙补肾通络；瘀而化热，予桔梗、连翘、忍冬藤、蒲公英、野菊花清热解毒排脓。

【治法】益气养阴，活血通络，清热解毒。

【处方】

①内服方：黄芪30g、白术30g、茯苓10g、葛根30g、桃仁10g、红花10g、赤芍15g、牛膝30g、地龙30g、桔梗10g、连翘10g、忍冬藤30g、蒲公英30g、野菊花30g。7剂，水煎服，日1剂，早晚分服。

②中药外用涂擦方：桃仁10g、红花10g、川芎10g、野菊花10g、紫花地丁30g、蒲公英30g、野菊花30g。2剂，研末，取适量温水调敷，涂擦患处周围，1次/日。

【西医治疗】

①门冬胰岛素注射液：三餐时均为18iu，皮下注射。

②精蛋白生物合成人胰岛素（诺和灵N）：22iu，晚10点皮下注射。

二诊：2017年1月3日。7天前患者因左足趾下伤口深，左足底有脓肿包裹，请外科行足底脓肿切开引流排脓，昨晚患者不慎受凉后出现体温升高，最高体温39.2℃，无咳嗽、咳痰，脓肿引流通畅。急查血常规：白细胞14.3×10^9/L，嗜中性粒细胞百分比88.3%；空腹血糖10~12mmol/L；餐后2h血糖10~12mmol/L。血糖控制较前有好转。

【辨证分析】左足趾局部脓肿时间过长，不排除局部感染入血所致。舌质暗淡，苔薄，脉浮数，为气阴两虚兼湿热。治以益气养阴，清热解毒，祛风解表。荆芥穗、防风、金银花、连翘清热祛风解表；黄芪、当归益气养血；麦冬、北沙参滋阴；石膏、知母清热滋阴；紫花地丁、蒲公英、野菊花清热解毒排脓；桃仁、红花、赤芍活血化瘀；地龙通络；鸡内金、干姜、砂仁健脾和胃。

【治法】益气养阴，清热解毒，祛风解表。

【处方】玉屏风散合桃红四物汤合五味消毒饮加减。

荆芥穗10g、防风10g、金银花15g、连翘15g、蒲公英30g、紫花地丁30g、菊花15g、石膏20g、知母20g、黄芪30g、当归6g、麦冬20g、北沙参20g、赤芍15g、桃仁10g、红花10g、鸡内金15g、干姜10g、地龙15g、砂仁6g。4剂，水煎服，日1剂，早晚分服。

【西医治疗】

①门冬胰岛素注射液：三餐时均为16iu，皮下注射。

②精蛋白生物合成人胰岛素（诺和灵N）：22iu，晚10点皮下注射。

三诊：2017年1月7日。体温正常，左足伤口愈合良好，伤口周边组织颜色暗红，较前有好转，双下肢感觉减退症状改善不明显。

【辨证分析】仍为气阴两虚兼瘀血阻络证，继续予以益气养阴，活血通络，清热解毒。

【治法】益气养阴，活血通络，清热解毒。

【处方】黄芪30g、白术30g、茯苓10g、太子参20g、生地黄10g、葛根30g、桃仁10g、红花10g、川芎10g、牛膝30g、地龙30g、桔梗10g、忍冬藤30g、蒲公英30g、野菊花30g。7剂，水煎服，日1剂，早晚分服。

【西医治疗】

①门冬胰岛素注射液：三餐时分别为18u-18u-16u，皮下注射。

②地特胰岛素：22iu，晚10点皮下注射。

【其他治疗】

①针灸疗法：双下肢取双侧足三里、阳陵泉、阴陵泉、三阴交、髀关、伏兔、血海穴舒筋通络，改善下肢循环。

②耳穴压豆：取脾、肾、心、足耳穴压豆，健脾补肾，增强免疫力。

四诊：2017年1月16日。体温正常，左足伤口愈合良好，伤口周边组织颜色暗红，较前有好转。

后随访，未再复发。

四、诊疗品析

【病案品析】患者糖尿病病程长达25年，血糖控制不佳，糖尿病周围神经病变逐年加重。此次糖尿病足是因双下肢周围神经病变，致感觉功能减退，踩到玻璃片而不自知，导致左足底红肿热痛，以至于化脓，诊断为糖尿病足。治疗首先加强降糖治疗，使血糖控制达标，血糖达标有助于伤口愈合。其次采用抗炎、改善循环、营养神经等治疗，以助于促进伤口愈合，改善周围神经病变等。中医诊断为消渴脉痹（气阴两虚，瘀血阻络证），治以益气养阴，增加伤口愈合能力。因局部红肿热痛，提示有热毒，故予以清热解毒。糖尿病足要早防早治，控制好血糖，防止感觉减退性周围神经病变，降血脂稳定斑块，防止下肢动脉闭塞。

临床中，由于长期受高血糖的影响，下肢血管硬化、血管壁增厚、弹性下降，血管容易形成血栓，并集结成斑块，而造成下肢血管闭塞、肢端神经损伤，从而造成下肢组织病变。足离心脏最远，闭塞现象最严重，从而引发水肿、发黑、腐烂、坏死，形成脱疽。

糖尿病足坏疽的转归受全身情况的影响，若全身情况较差，血糖居高不降，局部血供不足，坏疽感染会迅速蔓延；反之，局部坏疽处理不当也会影响全身，形成两者互为因果的恶性循环。所以要在改善全身情况的前提下治疗局部。全身治疗包括控制血糖、控制感染、改善微循环、营养支持、防治并发症、改善体质。

尹翠梅认为糖尿病足是糖尿病较严重的并发症，辨证属本虚标实，本虚为气血阴阳不足，标实为痰瘀互结。治标的同时要兼顾治本，标本同治。既要化痰通络，又要健脾益气、养血活血。糖尿病足无论虚实，均合并瘀血，治疗中根据虚实寒热，处方遣药。根据患者的体质，适当使用活血化瘀药或破血药。临床中，糖尿病周围神经病变，可加地龙通络，加水蛭破血通络，用量从3g起，根据用药效果，调节用量。糖尿病足病程长、病情重，需要长期治疗，方可取得疗效。严重的足部溃烂者，需要介入血管科、外科、整形科等多科室的共同参与治疗。糖尿病要及早控制，防止并发症加重。糖尿病足早期中医药治疗的优势较突出。

（樊晓红）

第八节　糖尿病性肠病

糖尿病性肠病（DE）是糖尿病常见的慢性并发症，是糖尿病合并的植物神经病变之一。主要表现为顽固性无痛性腹泻或脂肪泻，尤以餐后、黎明前或半夜多见，大便每日数次，甚至10~20次，严重者大便失禁，部分患者表现为腹泻与便秘交替出现。

一、西医概述

1.流行病学

糖尿病肠病是糖尿病患者常见的并发症之一，发病率约为10%~20%。

2.病因病机

以糖尿病引起的胃肠植物神经病变导致的排便异常（即便秘、腹泻或二者交替出现）为主要临床表现。糖尿病性肠病的发病机制目前尚不太清楚，一般认为与下列因素有关：

（1）内脏植物神经病变　是引起DE的决定因素。由于内脏传入神经功能障碍，使迷走神经和交感神经电耦联过程增强，促进肠道活动，引起迅速的排便和腹泻。而当病变累及大肠时，则出现大肠功能异常或结肠无力，主要表现为便秘。

（2）电解质失衡　DE患者肠细胞、α_2-肾上腺素能受体减少，水和电解质的吸收失调可能导致糖尿病性腹泻。

（3）肠道激素分泌失调　胃泌素和胰高血糖素一起进入肠道可抑制90%的水分转运，这些改变是糖尿病腹泻的重要因素。

（4）胃肠运动功能障碍　患者由于食物通过小肠时间延长，细菌过度生长，促使胆盐分解，引起糖尿病腹泻。

3.诊断标准

一般认为糖尿病肠病的诊断有以下几点：①确切的糖尿病病史；②顽固性、无痛性腹泻，水样稀便，可有腹泻与便秘交替出现，亦可有大便失禁；③大便常规检查正常，大便致病菌培养阴性；④消化道钡餐检查可有小肠吸收不良征象，纤维结肠镜检查可有结肠黏膜充血、水肿；⑤积极控制血糖及对症处理有效。具备以上几点即可诊为糖尿病肠病。

（1）泄泻期　腹泻，无黏液脓血便，腹泻前可有痉挛性腹痛伴肠鸣增多，排便后症状可好转，粪便常规及培养无炎性成分及细菌生长。

（2）便秘期　排便费力，想排而排不出大便，干球状便或硬便，有排便不尽感，病程≥6个月；排便次数<3次/周，排便量<35 g/d或超过25%的时间有自觉排便费力；全胃肠道或结肠传输时间延长。

4.相关检查

粪便培养、消化道钡餐检查、立卧位血压、纤维结肠镜检查、肝胆脾胰彩超、神经传导速度检查等。

5.鉴别诊断

本病的诊断需除外其他原因引起的腹泻，如做胰腺外分泌试验、B超、电子计算机断层扫描等影像检查以排除胰腺疾病。

6.西医治疗

（1）糖尿病性便秘　对症治疗为主，在原降糖方案基础上，建立合理的饮食结构，如增加膳食纤维含量，增加饮水量。加强对排便生理和肠道管理的宣教，养成良好的排便习惯，并适当增加体育锻炼，以增强腹肌力量。

①粗纤维饮食：研究发现服用燕麦粥联合莫沙必利对2型糖尿病便秘患者有明显效果，且不良反应较轻微、耐受性好。燕麦能加速胃肠道运转、吸附水分，使大便松软易排。

②促胃肠动力药：如莫沙必利可以调节胃肠功能，促进肠蠕动，使水分和脂肪滴更易被干结的大便吸收，而使大便更亦排出，进而缓解便秘；马来酸曲美布丁对胃运动和肠运动均有调节作用，可改善结肠平滑肌张力低下，而对张力增加的结肠平滑肌则可降低张力、减少振幅，故对胃肠功能紊乱引起的食欲不振、腹胀、腹痛、腹鸣、便秘等症状有缓解作用。两者单用或合用均可调

节糖尿病性胃肠功能紊乱,有研究显示莫沙必利分散片联合马来酸曲美布丁治疗便秘的临床有效率可达92.6%。

③营养或修复神经药:研究发现在控制血糖的基础上,给予甲钴胺、维生素B_1等B族维生素联合其他对症治疗药物治疗糖尿病顽固性便秘,疗效显著。醛糖还原酶抑制剂(依帕司他)可减轻有髓神经纤维的损伤,改善微血管的损伤。

④严重便秘者还可使用泻剂或润滑剂,必要时可洗肠。

（2）糖尿病性腹泻

①α-肾上腺素类药物:可乐定是一种$α_2$-肾上腺素能促效剂,可减少腹泻次数与大便的量,可用于治疗糖尿病性腹泻。

②维生素B_1、B_{12}:临床上使用维生素B_1、B_{12}治疗糖尿病性周围神经病变,其可参与核酸、蛋白质及卵磷脂的合成,并促进髓鞘形成及轴突再生,能促进神经细胞中核酸、蛋白质及脂质的合成,故能改善自主神经功能。因此,可对糖尿病性肠病患者常规应用。

③5-羟色胺(5-HT)受体阻滞剂:糖尿病可导致肠道自主神经系统ENS异常,并且使肠管内5-HT增多。研究发现,昂丹司琼作为5-羟色胺3(5-HT3)受体阻滞剂,能够减短结肠转运时间,增加结直肠顺应性,提高结直肠扩张时的痛阈并增加小肠对水、电解质的吸收,改善排便急迫感,产生成形大便,可治疗糖尿病腹泻。

④抗胆碱药物和地芬诺酯:抗胆碱药物(如消旋山莨菪碱)既扩张血管又调节自主神经功能,对腹泻有帮助。地芬诺酯可起非特异性止泻作用。

⑤微生态制剂:临床试验观察发现双歧杆菌活菌制剂联合谷维素治疗糖尿病性腹泻效果显著。双歧杆菌进入肠道后可与其他厌氧菌一起在肠黏膜表面形成保护屏障,抑制细菌过度繁殖和侵袭,且能在人体内合成多种维生素,调节植物神经功能紊乱,恢复和维持肠道内微生态系统的稳定与平衡,有效防治肠道功能紊乱。

⑥谷维素:能调节植物神经的功能,减少内分泌失衡障碍。共同恢复肠道内微生态的平衡。

⑦其他:盐酸洛哌丁胺、蒙脱石散、维拉帕米等对糖尿病腹泻亦有较好地效果。

二、中医概述

（一）病因病机

糖尿病性肠病是糖尿病神经系统病变常见的慢性并发症之一，属中医学"消渴""便秘""泄泻"的范畴。

糖尿病性便秘属本虚标实之证，病机以气阴两虚为本，燥热、瘀血等为标。胃热炽盛，下传大肠，燔灼津液，津亏液耗，致大肠腑气不通，则生便秘。《素问·玉机真脏论》云："脾不足，令人九窍不通。"《兰室秘藏·大便燥结门》曰："若饥饱失节，劳逸过度，损伤胃气，及食辛热厚味之物，而助火邪，伏于血中，耗散真阴，津液亏少，故大便秘结。"肺与大肠相表里，则肺热下移大肠，热灼津液，肠失濡润，或肺气虚，肺失肃降，使大肠传导无力，糟粕内停。《素问·至真要大论》曰："大便难……其本在肾。"《医学正传·秘结》曰："肾主五液，故肾实则津液足，而大便滋润，肾虚则津液竭，而大便燥结。"消渴病病及多个脏腑，影响气血的正常运行，且阴虚内热，耗伤津液，亦使血行不畅而致血脉瘀滞，瘀血阻滞，则导致周身气血津液运行不畅，肠道失养，糟粕内停。消渴日久，肠道受累，或因燥热内结，津液耗伤，肠道失润，或因病久气阴耗伤，气虚则大肠传送无力；阴伤津亏则不能滋润大肠，则肠道干涩，大便排出困难。

糖尿病性腹泻是在消渴病的基础上发生的泄泻。消渴日久，损伤脾胃，加之进食生冷油腻、情志不畅或寒邪外袭等，重伤于脾，以致脾气虚弱，运化失司，发为腹泻；脾病及肾，阳虚气弱，腐熟无力，则清阳下陷，浊阴上逆以致泄泻。《素问·阴阳应象大论篇》云："清气在下，则生飧泄，……湿胜则濡泄"。《杂病源流犀烛·泄泻源流》云："湿盛则飧泄，乃独由于湿耳"。脾虚运化失健，精微不化而生水湿，水湿内停，则泄泻。《景岳全书·泄泻》篇指出"泄泻之本，无不由于脾肾""肾为胃关，开窍于二阴，所以二便之开闭，皆肾脏所主，今肾中阳气不足，则命门火衰，……阴气极盛之时，则令人洞泄不止也"。《素问·经脉别论》篇云："饮入于胃，游溢精气，上输于脾，脾气散精，上归于肺，通调水道，下输膀胱，水精四布，五经并行。"脾虚运化失健，精微不化生湿，水湿内停，故脾虚湿盛是发病的关键，或肝气乘脾，或命门火衰，熟腐无权。糖尿病性腹泻总属脾胃运纳不健，小肠受损和大肠传导功能失常所致。《素问·脏气法时论》曰："脾胃者，虚则腹满，肠鸣，飧泄食不化。"

尹翠梅认为脾是糖尿病引起糖尿病性肠病的关键之脏。随着人们生活水平的提高，饮食营养增加，嗜食肥甘厚味，《内经》云"饮食自倍，肠胃乃伤"，营养过剩，脾胃负担过重，导致脾胃损伤，是糖尿病性肠病的主要病因，临证中强调从脾论治的重要性。脾为后天之本，主运化水谷与水湿，脾之功能失司在糖尿病性肠病的发生、发展过程中具有重要作用。《兰室秘藏·大便燥结门》曰："若饥饱失节，劳逸过度，损伤胃气，及食辛热厚味之物，而助火邪，伏于血中，耗散真阴，津液亏少，故大便秘结。"《丹溪心法》指出："中气不足和阴亏血损"是老年性便秘的病因病机。

尹翠梅认为糖尿病性腹泻的基本病机是脾虚湿盛，且以脾虚为本，故在辨证立法、选方用药中，应将健脾益气贯穿始终。"清气在下，则生飧泄"，故脾胃虚弱是糖尿病性腹泻发生的根本原因，脾虚是其病机关键。糖尿病性肠病主要的病变部位在于脾、胃和大肠、小肠，致病原因有感受外邪、饮食所伤、七情不和及脏腑虚弱等，脾虚湿盛是发病的重要因素。消渴为病，虚热内蒸，阴精耗伤，损伤脾胃，日久阴损及阳，脾病及肾，肾阳衰微，中焦虚寒，以致脾失健运，清浊不分，则水反为湿，谷反为滞，湿滞内停，迫于大肠，形成泄泻。《景岳全书·泻泄》曰："泻泄之本，无不由于脾胃"。

（二）中医诊断

1. 疾病诊断

（1）病史　有消渴病史，或消渴病久治不愈病史。

（2）主要症状

①泄泻期：顽固性腹泻，腹泻后上腹胀满，厌食，恶心，腹泻与便秘交替出现等。

②便秘期：排便间隔时间超过自己的习惯大于1天，或两次排便时间间隔大于3天，大便粪质干结，排出艰难，或欲大便而艰涩不畅，常伴腹胀、腹痛、口臭、纳差及神疲乏力、头眩心悸等。

（3）主要体征

①泄泻期：上腹部轻压痛，消瘦，震动觉、压力觉、痛觉、温度觉（小纤

维和大纤维介导）的减弱或缺失等。

②便秘期：下腹部轻压痛，震动觉、压力觉、痛觉、温度觉（小纤维和大纤维介导）的减弱或缺失等。

（4）辅助检查　立卧位血压、纤维结肠镜检查、腹部彩超、神经传导速度检查等。

2.证候诊断

（1）泄泻期

①肝脾不和证：素有胸胁胀闷，嗳气食少，每因抑郁恼怒，或情绪紧张之时，发生腹痛泄泻，腹中雷鸣，攻窜作痛，矢气频繁，舌淡红，苔薄白，脉弦。

②脾胃虚弱证：脘腹痞闷，时缓时急，喜温喜按，纳呆食少，腹满肠鸣，身倦乏力，四肢不温，少气懒言，大便溏薄，舌质淡，苔薄白，脉濡缓。

③脾肾阳虚证：腹泻肠鸣或五更泄，泻后痛减，形寒肢冷，乏力倦怠，面色㿠白，舌淡胖，苔白，脉沉细或沉弱。

（2）便秘期

①气虚便秘证：大便并不干硬，虽有便意，但排便困难，用力努挣则汗出短气，便后乏力，面白神疲，肢倦懒言，舌淡，苔白，脉弱。

②阳虚便秘证：大便干结，小便清长，面色㿠白，四肢不温，腹中冷痛，得热则减，腰膝冷痛，舌淡，苔白，脉沉迟。

③阴虚便秘证：大便干结，形体消瘦，头晕耳鸣，盗汗，颧红，失眠多梦，舌红，少苔，脉细数。

④胃肠积热证：大便干结，腹胀腹痛，面红身热，口干口臭，心烦不安，小便短赤，舌红，苔黄、脉滑数。

3.鉴别诊断

（1）痢疾与泄泻　痢疾以泻下赤白脓血黏液，伴腹痛，里急后重，或发热，恶心呕吐为主要临床表现；而腹泻之粪便无脓血，仅见粪便清稀或如水样，腹泻亦有腹痛，但泻后痛减，而痢疾之腹痛与里急后重并见，泻后痛不减，若能结合粪便检查，更有助鉴别。

（2）霍乱与泄泻　霍乱是一种发病急骤，病情凶险，以猝然吐泻交作为特点的急性烈性传染病。发病先突然腹痛、腹泻，泻物如米泔水，继则连续剧烈呕吐，且呈喷射性呕吐，或伴恶寒发热等症。因频繁而剧烈的吐泻，可迅速出现津竭阳亡之危候，故与一般腹泻截然不同。

（3）便秘与积聚　便秘、积聚均可在腹部出现包块，但便秘者，包块常出现在左下腹，而积聚者，包块在腹部各处均可出现；便秘多可扪及条索状物，积聚则形状不定；便秘之包块排便后消失，积聚之包块则与排便无关。

（三）中医治疗

1. 辨证治疗

（1）泄泻期

①肝脾不和证

治法：抑肝扶脾，健脾止泻。

方剂：痛泻要方加减。

药物组成：白术、芍药、陈皮、防风、党参、山药等。

②脾胃虚弱证

治法：健脾益气，升清降浊。

方剂：二陈汤加减。

药物组成：半夏、陈皮、茯苓、甘草、莲子肉、薏苡仁、砂仁、白扁豆、白术、山药等。

③脾肾阳虚证

治法：温肾健脾，固肠止泻。

方剂：四神丸合附子理中丸加减。

药物组成：补骨脂、吴茱萸、肉豆蔻、五味子、熟附子、人参、白术、干姜、炙甘草等。

（2）便秘期

①气虚便秘证

治法：益气润肠通便。

方剂：黄芪汤加减。

药物组成：黄芪、陈皮、火麻仁、焦槟榔、炒莱菔子、白术、枳实、党参、茯苓、当归、黑芝麻等。

②阳虚便秘证

治法：温阳通便。

方剂：济川煎加减。

药物组成：当归、牛膝、肉苁蓉、泽泻、升麻、枳壳等。

③阴虚便秘证

治法：滋阴润燥，润肠通便。

方剂：增液承气汤加减。

药物组成：大黄、芒硝、玄参、麦冬、生地黄等。

④胃肠积热证

治法：泻热导滞，润肠通便。

方剂：麻子仁丸加减。

药物组成：火麻仁、芍药、枳实、大黄、厚朴、杏仁等。

2.中成药治疗

（1）泄泻期　附子理中丸、加味香连丸、加味保和丸、参苓白术丸等。

（2）便秘期　三黄片、黄连上清片、枳实导滞丸、木香槟榔丸、越鞠保和丸、麻仁润肠丸等。

3.其他治疗

（1）中药外敷神阙穴　五味子50g或五倍子50g，研粉，醋调，贴神阙穴，7天为1个疗程。如脾胃虚弱者，可用党参、茯苓、白术、吴茱萸，适量研粉贴神阙穴；脾肾阳虚者，可用丁香、肉桂末，适量研粉贴神阙穴以温中散寒。

（2）中药熏蒸　可采用健脾中药汤剂直接或用仪器熏蒸足部。

三、病案实录

病案一：消渴病，便秘（胃肠积热证）

李某，女性，52岁。初诊：2019年3月4日。

【主诉】口干多饮7年伴大便不畅半年。

【现病史】糖尿病病史7年，未正规用药，血糖不稳定，空腹血糖最高10mmol/L，餐后2小时血糖14.5mmol/L，体型肥胖，喜食肥甘厚味，近半年来大便干，2~3日1行，大便不畅，干结难下。现4天未大便，伴腹胀、胸满、面红，口干口臭，纳差喜凉，睡眠可，大便干结，小便可。舌红，苔黄腻，脉滑。

【既往史】否认药物过敏史。

【中医诊断】消渴病，便秘（胃肠积热证）。

【西医诊断】2型糖尿病，糖尿病性便秘。

【辨证分析】平素嗜肥甘厚味之品，损伤脾胃，运化失司，湿热内生，伤津耗液，肠道失于濡润以致便秘。治以清热燥湿，润肠通便。方选麻子仁丸合二陈汤加减。

【治法】泻热导滞，润肠通便。

【处方】麻子仁丸合二陈汤加减。

半夏9g、茯苓15g、陈皮12g、甘草9g、黄柏10g、生大黄6g、火麻仁30g、生地黄20g、玄参15g、薏苡仁30g、芒硝6g（冲）、枳实15g、厚朴15g、生白术30g。7剂，日1剂，水煎服，早晚分服。

二诊：服药后第2天大便一次，大便干结成块，仍口干口臭，胸满腹胀减轻，舌红，苔黄，脉滑。

【辨证分析】大便已通，去芒硝以防苦寒伤胃，加麦冬以养阴缓解口干，巩固疗效。

【治法】泻热导滞，润肠通便。

【处方】上方去芒硝，加麦冬10g。7剂，日1剂，水煎服，早晚分服。

三诊：大便基本规律，2日一次，口干口臭减轻，舌红，苔薄黄，脉沉。

【辨证分析】湿邪去，脾虚证为主，去麦冬，加扁豆以健脾益气。

【治法】泻热导滞，润肠通便。

【处方】二诊处方去麦冬，加扁豆15g。7剂，日1剂，水煎服，早晚分服。

病案二：消渴病，泄泻（脾胃虚弱证）

刘某，男性，52岁。初诊：2019年4月10日。

【主诉】口渴多饮6年，伴腹泻半年。

【现病史】2型糖尿病病史6年，平素口服降糖药格列美脲片2mg，日1次；二甲双胍片0.5g，日2次。偶测空腹血糖为6.2~7.0mmol/L；餐后2小时血糖为10.0~12.3mmol/L。近半年来大便稀，日3~4次，精神倦怠，肢体乏力，纳差，腹痛不明显，平时稍有不适极易便溏，小便可，眠可，舌淡红，苔白腻，脉细弱。

【既往史】否认药物过敏史。

【中医诊断】消渴病，泄泻（脾胃虚弱证）。

【西医诊断】2型糖尿病，糖尿病性腹泻。

【辨证分析】素体脾虚，运化失司，湿阻中焦，清浊不分，下注大肠则泄泻。治以健脾益气，燥湿止泻。方用二陈汤加减。

【治法】健脾益气，燥湿止泻。

【处方】二陈汤加减。

半夏9g、陈皮12g、茯苓15g、甘草9g、苍术10g、木香10g、葛根15g、白术15g、佩兰10g、薏苡仁30g、砂仁12g、山药20g。7剂，日1剂，水煎服，早晚分服。

二诊：服药1周后，大便较前好转，日1~2次，质软，乏力好转，饮食稍好，舌淡红，苔白，脉濡缓。

【辨证分析】乏力减轻，大便已成形，苔白，脉缓，表示湿浊已化，故去苍术，以防温燥伤脾，加莲子肉补脾气、益胃阴而善后。

【治法】健脾益气，升清降浊。

【处方】上方去苍术，加莲子肉20g。7剂，日1剂，水煎服，早晚分服。

三诊：服药1周，大便正常，日1次，仍有乏力，纳可，舌红，苔白，脉缓。

【辨证分析】诸症好转，效不更方，巩固疗效。

【治法】健脾益气，升清降浊。

【处方】守二诊处方，继服7剂，日1剂，水煎服，早晚分服。

四、诊疗品析

【病案一品析】患者消渴病史7年，未规范治疗，近半年大便干燥难下，现4日未大便，口干口臭，腹胀胸满，舌红，苔黄腻，脉滑。诊断为消渴病，便秘。平素嗜肥甘厚味之品，损伤脾胃，运化失司，湿热内生，伤津耗液，肠道失于濡润，以致便秘。治以泻热导滞，润肠通便。方选麻子仁丸合二陈汤加减。方中陈皮、半夏理气燥湿和胃；火麻仁润肠通便；白术、黄柏清热化湿；薏苡仁、茯苓健脾除湿；生地黄、玄参养阴生津，以增水行舟；大黄、芒硝泻下通便，润燥软坚；枳实、厚朴行气通腑；甘草调和诸药。二诊患者大便已通，去芒硝以防苦寒伤胃，加麦冬继用以巩固疗效。三诊患者湿邪去，证以脾虚为主，去麦冬，加扁豆健脾益气。糖尿病性便秘是慢性病，易反复，影响患者血糖控制。平时饮食运动护理至关重要，嘱患者控制主食量，多食高纤维的蔬菜，多饮水，加强餐后运动，养成定时排便的习惯，严格控制血糖，预防复发。

【病案二品析】患者消渴病史6年，平时血糖控制尚可，近半年大便稀，日3~4次，乏力，纳差，口干口渴，舌淡红，苔白腻，脉细弱。诊断为消渴病，泄泻。素体脾虚，运化失司，清浊不分，湿阻中焦，下注大肠则泄泻。治以健脾益气，燥湿止泻，方用二陈汤加味。方中茯苓甘淡性平，健脾渗湿；甘草和中益脾；白术益气健脾，培补中土；佩兰芳香化湿；苍术燥湿健脾；薏苡仁、砂仁健脾渗湿止泻；陈皮、木香理气和胃；葛根升阳止泻。二诊时乏力减轻，大便已成形，苔白，脉缓，湿浊已化，故去苍术，以防温燥伤脾，加莲子肉补脾气、益胃阴。三诊效不更方，巩固疗效。

（闫冬雪）

第五章
甲状腺疾病

第一节 甲状腺功能减退症

甲状腺功能减退症(简称"甲减")是由于不同原因引起的甲状腺激素缺乏或生物效应不足,以机体的代谢和多系统功能减退为特征的一组代谢紊乱综合征。由于起病时年龄不同,甲减对患者的影响各异,所产生的症状也不相同:发病始于胎儿及新生儿期,表现为生长和发育迟缓、智力障碍,称为呆小症或克汀病;发病始于青春期发育前儿童,称幼年型甲状腺功能减退症;始于成人,称成年型甲状腺功能减退症。病情严重者可引起黏液性水肿,进一步发展可引起黏液性水肿昏迷。甲状腺功能减退症属于中医学"虚劳""水肿""五迟"等病的范畴。患者呈阳虚气弱之象,多有非凹陷性水肿之征,主要临床表现有面色苍白或萎黄、神疲乏力、表情淡漠、形寒肢冷、四肢甚至全身浮肿、头晕、嗜睡、纳差、腹胀等。

一、西医概述

1.流行病学

甲状腺功能减退症好发于女性、年龄超过60岁者,以及有家族史或自身免疫性疾病史的人群。其患病率与促甲状腺激素(TSH)诊断切点值、年龄、性别、种族因素有关。国外报告甲减的患病率约5%~10%,亚临床甲减患病率高于临床甲减。近年来,我国患病率不断升高,可能与生活方式改变、检查方法越来越简易、更多人进行常规体检有关。

2.病因病机

甲减病因复杂，临床中以原发性甲减最为常见，此类甲减的病因主要有：

①自身免疫损伤：最常见的是自身免疫性甲状腺炎，包括桥本甲状腺炎、萎缩性甲状腺炎、产后甲状腺炎等。

②甲状腺破坏：包括甲状腺全切或次全切术后、甲亢^{131}I 治疗后、颈部放射治疗后。

③碘过量：可引起具有潜在性甲状腺疾病的患者发生甲减，也可诱发和加重自身免疫性甲状腺炎。

④药物：如碳酸锂、硫脲类、磺胺类、对氨基水杨酸钠、过氯酸钾、保泰松、硫氢酸盐、酪氨酸激酶抑制剂等。

⑤甲状腺相关疾病：如先天性甲状腺缺如、异位甲状腺、亚急性甲状腺炎、缺碘性地方性甲状腺肿等。

⑥其他：促甲状腺激素（TSH）不敏感综合征、孕妇中重度碘缺乏或口服过量抗甲状腺药物出生的婴儿、甲状腺内 Gs 蛋白异常（假性甲旁减 la 型）、甲状腺激素合成相关基因异常。

3.临床表现

①低代谢症候群：怕冷，少汗或无汗，体温低于正常，皮肤粗糙，毛发脱落，疲乏，行动迟缓。

②神经系统症状：反应迟钝，嗜睡，理解力和记忆力减退，注意力不集中，视觉、听觉、触觉、嗅觉均迟钝，伴有耳鸣、头晕，有时可呈神经质或发生妄想、幻觉，或偏狂。严重者可有精神失常，呈木僵、痴呆，昏睡状。

③心血管表现：脉搏缓慢，心动过缓，心音低弱等，偶有心前区疼痛或压迫感。

④消化系统：主要为食欲不振、腹胀及体重增加等。

⑤肌肉骨骼系统：四肢、肩背肌肉及关节疼痛，自觉僵硬，手部精细动作不如以前灵活。静息时手足麻木，活动后多可消失。

⑥生殖系统：女性月经紊乱，部分患者可有溢乳。男性阳痿，性欲减退。

⑦甲状腺症状：颈部一般无明显异常，既往有甲亢病史者自觉颈部明显缩小。

⑧眼部症状：眼干、泪少等。

4.分类

①根据发生病位的不同，甲状腺功能减退可分为原发性甲减、中枢性甲减、甲状腺激素抵抗综合征。原发性甲减最为常见，主要是由甲状腺本身疾病所致，如先天性甲状腺缺如、甲状腺萎缩、弥漫性淋巴细胞性甲状腺炎、甲状腺破坏性治疗、甲状腺激素合成障碍等。中枢性甲减是由下丘脑或垂体病变引起的促甲状腺激素释放激素（TRH）或TSH分泌减少，进而甲状腺激素（TH）分泌减少所致的甲减，如垂体病、下丘脑综合征、下丘脑肿瘤、炎症等原因引起的甲减。甲状腺激素抵抗综合征是由于甲状腺激素在外周组织实现生物效应障碍引起的综合征。

②根据病变的原因的不同，甲状腺功能减退可分为药物性甲减、手术后甲减、^{131}I治疗后甲减、特发性甲减、垂体或下丘脑肿瘤手术后甲减。

③根据甲状腺功能减退程度的不同，甲状腺功能减退可分为临床甲减和亚临床甲减。

5.实验室检查

原发甲减患者总三碘甲状腺原氨酸（T_3）、总甲状腺素（T_4）降低，TSH水平升高；亚临床甲减仅有TSH增高，总甲状腺素（T_4）和游离甲状腺素（FT_4），正常；中枢性甲减患者FT_4降低，TSH水平低下或在正常范围。桥本甲状腺炎甲状腺球蛋白抗体（TgAb）和甲状腺过氧化物酶抗体（TPOAb）明显升高，血常规可见轻度贫血，胆固醇、甘油三酯、尿酸和肌酸激酶等水平可有不同程度的升高。

6.鉴别诊断

（1）低T_3综合征　在严重的全身性疾病时常有血清T_3浓度下降，称为低T_3综合征，同时可伴有TSH轻度变化。

（2）原发性肾上腺皮质功能减退症　可有乏力、淡漠等临床表现，低钠血症，血清皮质醇水平降低，促肾上腺皮质激素（ACTH）增多。

（3）甲状腺功能减退症的病因鉴别

① 原发性甲状腺功能减退症：主要原因包括桥本甲状腺炎、抗甲状腺药物治疗、亚急性甲状腺炎、纤维性甲状腺炎、产后甲状腺炎、碘缺乏或碘过多、甲状腺切除术后、甲状腺放射性碘治疗后、甲状腺部位外照射治疗后等。

②继发性甲状腺功能减退症：又称垂体性甲状腺功能减退症，多见于腺垂体功能减退症，如席汉氏综合征、垂体的炎症性疾病以及垂体肿瘤。

③三发性甲状腺功能减退症（下丘脑病变）：多由肿瘤及感染所致。

④TSH或甲状腺激素抵抗。

（4）甲状腺功能减退症常见症状的鉴别　主要包括水肿、贫血、高血压及浆膜腔积液等。

7.西医治疗

除部分由于甲状腺炎导致的一过性甲减外，甲减一般不能治愈，需要终身甲状腺素替代治疗，有极少数桥本甲状腺炎患者可自发缓解。药物可选择左甲状腺素钠，替代剂量与患者年龄、体重及甲减的严重程度有关，治疗剂量应个体化。起始剂量一般为25~50μg/日。以后每1~2周增加一次剂量，直至维持量，达到维持剂量的指标是临床症状改善，FT_3、FT_4、TSH正常。在开始甲状腺素治疗6个月后，药物剂量应重新评估，适当调整。妊娠甲减妇女在妊娠最初3个月应将TSH控制在2.5mU/L以下，FT_4维持在正常范围高限水平，之后的TSH应在3mU/L以下。儿童患者需要较高的剂量，老年患者需要较低剂量。对亚临床甲减的患者，TSH>10mU/L时亦需要替代治疗。TSH在4~10mU/L之间，且TPOAb阳性者可密切随访甲状腺功能，必要时给予左甲状腺素钠替代治疗。中枢性甲减因为下丘脑或垂体功能受损，做甲状腺素钠替代治疗应以FT_4达到正常范围上1/2作为治疗目标，而不能把TSH作为治疗指标，治疗前应同时排查垂体其他功能，如同时存在继发性肾上腺皮质功能低下，糖皮质激素替代治疗应先于甲状腺激素，以免诱发肾上腺皮质功能危象。

二、中医概述

（一）病因病机

本病多因先天不足或后天失养，致脾肾阳虚；或因手术、药物损伤，机体阳气受损，致脾肾阳气亏虚而发病；亦与情志因素有关。

本病的发生与脾肾阳虚密切相关。《素问·生气通天论》提到"阳气者，若天与日，失其所则折寿而不彰"，阳气是生命的动力，具有温养全身、卫外为固、推动气化等诸多功能。肾阳充足，脏腑形体才得以温煦，从而使气血津液得以正常输布化生而维持正常的生命活动。肾阳虚，全身机体失去温煦则会出现畏寒肢冷、神疲乏力；肾阳虚不能化气行水，可见水肿、汗少等症。脾为后天之本，气血生化之源，主运化、统血、升清。脾阳亏虚，胃中腐熟的水谷精微不能化生气血，濡养周身，故出现精神萎靡、反应迟钝；脾阳不足，气血精微不能循经周流于经隧脉络，故常见面色无华，女性月经量少、闭经等。

甲减的主要病机是阳虚，病变涉及心、肝、脾、肾等脏，尤以脾肾为主。临床中，除阳虚外，尚兼夹痰、湿、水饮、瘀滞等邪实之证，这些实邪的形成多以脾为中心。脾气亏虚，水谷精微失其运化输布之职，以致水湿、痰浊停聚体内；气虚，则血失其温煦推动，血行不畅而致瘀血滞留。痰饮、瘀血的产生又会加重脾气之亏虚，如此恶性循环，病程日久终成痰、湿、瘀互结之证，病情缠绵难愈。此外，情志刺激导致肝气郁结，或忧思过度致脾之运化失常，而出现甲减的一系列症状。

尹翠梅认为甲减之病机总属正虚为本，气郁、痰凝、血瘀为标，脾虚贯穿甲减发病的始终。其临床发病过程可分为三期：初期为肝郁乘脾；中期脾气虚弱，水湿内停；后期脾肾阳虚，痰浊瘀阻。

(二)中医诊断

1.疾病诊断

甲减主要表现为脏腑不足、气血亏虚、元气匮乏，故当属"虚劳"之范畴。临床可见面色不华、肢体倦怠、神疲乏力、形寒气怯、四肢不温、唇甲色淡、失眠健忘，舌淡苔白，脉缓弱或沉迟等。甲减以黏液性水肿明显者又可归属于"水肿"之范畴。临床可见面色不华或虚浮、眼睑浮肿、轻度体重增加、腹胀纳差、失眠健忘、大便稀溏，舌淡胖或有齿痕，苔白滑，脉缓弱或沉迟等。临床需结合甲状腺功能等实验室检查。

2.证候诊断

（1）肝郁乘脾，脾虚痰阻证　情志抑郁，善太息，胸胁或少腹胀满，或有月经量少、痛经，或见面色不华或虚浮、眼睑浮肿，肢体倦怠，常伴有轻度体重增加，舌淡苔白，脉弦细或缓。

（2）脾气虚弱，水湿内停证　神疲乏力，形寒气怯，四肢不温，眼睑、肢体浮肿，体重增加，腹胀纳差，面色少华或萎黄，唇甲色淡，失眠健忘，大便稀溏，舌淡胖或有齿痕，苔白滑，脉缓弱或沉迟。

（3）脾肾阳虚，痰浊瘀阻证　面色苍白，畏寒蜷卧，颜面、肢体浮肿，腰膝酸冷，反应迟钝，小便清长或遗尿，舌淡苔白，脉沉细弱。

（三）中医治疗

1.肝郁乘脾，脾虚痰阻证

治法：疏肝理气，健脾化痰。

方剂：甲减方合逍遥散加减。

药物组成：防风、黄芪、白术、续断、桑寄生、淫羊藿、狗脊、制何首乌、延胡索、川芎、香附、高良姜、甘草、柴胡、茯苓、当归、白芍、陈皮、半夏。

加减：纳差者，加焦三仙、砂仁、生薏苡仁以运脾土；兼有胸胁胀痛者，加合欢皮、郁金、玫瑰花以增强疏肝解郁之功；兼有颈前肿大者，加浙贝母、夏枯草、牡蛎软坚散结。

2.脾气虚弱，水湿内停证

治法：补气健脾，运化水湿。

方剂：甲减方合补中益气汤加减。

药物组成：黄芪、防风、白术、续断、桑寄生、淫羊藿、狗脊、香附、高良姜、甘草、党参、山药、当归、陈皮、茯苓、肉桂。

加减：心血不足偏重者，加远志、阿胶、熟地黄、龙眼肉补血；水湿内停严重者，加苍术、泽泻、薏苡仁、车前子利水渗湿。

3.脾肾阳虚，痰浊瘀阻证

治法：温肾健脾。

方剂：甲减方合右归丸加减。

药物组成：黄芪、防风、白术、续断、桑寄生、淫羊藿、狗脊、川芎、香附、甘草、仙茅、桂枝、补骨脂、山药、山萸肉、熟地黄、肉桂、杜仲、陈皮、茯苓、泽泻。

加减：阳虚明显，症见畏寒甚、肢冷者，加淫羊藿增强温肾助阳之功；痰甚者，加浙贝母、半夏化痰散结；兼血瘀，症见肢体麻木、唇甲青紫、肌肤甲错、闭经者，加桃仁、红花活血祛瘀。

三、病案实录

病案一：水肿（脾肾阳虚，痰浊瘀阻证）

张某，女性，47岁。初诊：2019年7月1日。

【主诉】间断下肢水肿10年余，加重1年。

【现病史】自诉患有原发性甲状腺功能减退症10年余，规律口服左甲状腺素钠片50 μg/日控制病情，2018年6月临床症状开始反复。性格内向，就诊时身着棉裤。乏力气短，畏寒甚，脱发，汗出多，下肢浮肿，关节疼痛，失眠，大便偏稀，月经量少，舌淡，苔白厚，舌下瘀斑，脉沉细弦。

【既往史】否认药物过敏史。

【辅助检查】甲状腺功能（包括抗体）等生化指标正常。

【中医诊断】水肿（脾肾阳虚，痰浊瘀阻证）。

【西医诊断】原发性甲状腺功能减退症。

【辨证分析】女性患者，年近五旬，肾气亏虚。气短、汗出多系脾气不足；畏寒为阳虚；下肢浮肿，且久病、寒象显著表明为肾阳亏虚；关节疼痛表明全身气血运行不畅；结合舌脉，辨为脾肾阳虚，痰浊瘀阻证。

【治法】健脾化痰，补肾活血。

【处方】防风10g、黄芪30g、白术12g、续断12g、桑寄生12g、淫羊藿10g、狗脊10g、制何首乌10g、延胡索10g、川芎10g、香附10g、高良姜3g、甘草3g、仙茅10g、桂枝10g、女贞子10g、补骨脂10g、珍珠母30g。7剂，水煎服，日1剂，早晚分服。

【西医治疗】左甲状腺素钠片（优甲乐）：50 μg/日，口服。

二诊：2019年7月9日。关节疼痛减轻，身痛，多汗已无，仍怕冷，乏力气短，失眠，口苦，大便稀改善，苔白厚腻，舌下瘀，脉沉稍弦。

【辨证分析】多汗、气短好转，关节疼痛减轻，表明脾气虚及气血不通有所改善；仍怕冷，故考虑加强温肾之功。

【治法】健脾补肾，兼以祛邪。

【处方】防风10g、黄芪30g、白术15g、制附子10g、肉桂10g、熟地黄10g、山萸肉10g、茯苓10g、泽泻10g、山药12g、牡丹皮10g、续断12g、淫羊藿10g、延胡索10g、川芎10g、珍珠母30g。7剂，水煎服，日1剂，早晚分服。

三诊：2019年7月16日。恶寒怕冷减轻（衣着已由棉裤改为保暖衣），乏力、失眠改善，腰腿困，下肢浮肿消失，口苦消失，小便调，大便稍干，舌淡苔白，脉沉弦。

【辨证分析】恶寒怕冷显著改善，下肢浮肿消失，表明阳气逐渐旺盛，阴邪基本祛除。此时辨证属脾肾阳虚，治以温肾健脾之法为主。

【治法】温肾健脾。

【处方】制附子10g、肉桂10g、川芎10g、决明子10g、肉苁蓉30g、郁李仁10g、陈皮12g、茯苓15g、半夏9g、泽兰10g、生薏苡仁20g、枳实10g、白术12g、甘草3g。7剂，水煎服，日1剂，早晚分服。

四诊：2019年7月23日。诸症均较前改善，主方不变，守三诊处方去郁李仁加防风、黄芪。

【治法】温肾健脾。

【处方】上方去郁李仁，加防风6g、黄芪30g。7剂，水煎服，日1剂，早晚分服。

后随访，患者诸症基本消失，病情未反复。

病案二：瘿病（肝郁乘脾，脾虚痰阻证）

李某，女性，18岁。初诊：2018年1月10日。

【主诉】甲状腺肿大1年余。

【现病史】1年前无明显诱因出现颈部肿大，易出汗，紧张，烦躁。查甲状腺功能示TSH↓，T_3↑，T_4↑，当地医院诊断为"甲状腺功能亢进症"，服用甲巯咪唑片治疗，现已停用3个月。现颈前肿大，偶有憋胀，双目稍憋胀，口苦，口黏腻不利，纳眠可，情绪不畅，二便调，舌胖有齿痕，舌质暗红，苔黄厚，脉沉细。

【既往史】否认药物过敏史。

【辅助检查】

①体格检查：体温36.6℃，脉搏88次/分，呼吸15次/分，血压110/80mmHg。体形消瘦，无特殊气味，双目稍突出，甲状腺Ⅲ度肿大，质软，无压痛。

②实验室检查：TSH 7mIU/L，T_3、T_4正常，TPO-Ab 301IU/ml。

③甲状腺彩超：甲状腺弥漫性改变。

【中医诊断】瘿病（肝郁乘脾，脾虚痰阻证）。

【西医诊断】自身免疫性甲状腺炎，亚临床甲减。

【辨证分析】患者平时情绪不畅，肝气郁结，肝开窍于目，故可见双目憋胀；肝郁克脾土，脾虚水湿不运，痰湿内生，故口黏腻不利、舌胖有齿痕；久病不愈，瘀血内阻，故舌质暗红；气滞、痰浊、瘀血蕴结颈前，而生瘿病。辨为肝郁乘脾，脾虚痰阻证。

【治法】疏肝理气，健脾化痰。

【处方】生黄芪30g、党参30g、柴胡10g、当归10g、黄芩10g、白芍10g、陈皮15g、半夏9g、茯苓10g、炒莱菔子10g、郁金10g、丹参10g、牡丹皮10g、川芎10g、山慈菇10g、夏枯草20g、生牡蛎30g、甘草3g、浙贝母10g、珍珠母30g。7剂，水煎服，日1剂，早晚分服。

二诊：2018年1月17日。服药1周后，双目憋胀减轻，纳眠可，情绪改善，仍颈前憋胀，二便调，舌质暗红，黄厚变薄，有齿痕，脉沉细。

【辨证分析】双目憋胀减轻，情绪改善，肝气郁结好转；仍颈前憋胀，舌质暗红，黄厚变薄，有齿痕，系脾虚湿浊较著。效不更方，上方去白芍，加生薏苡仁健脾利湿。

【治法】疏肝理气，健脾化痰祛湿。

【处方】上方去白芍，加生薏苡仁10g。7剂，水煎服，日1剂，早晚分服。

三诊：2018年1月31日。双目、颈前憋胀缓解，纳眠可，情绪稳定，二便调。甲状腺Ⅱ度肿大，质软，无压痛。舌质暗红，苔薄白，有齿痕，脉沉细。复查甲功示TSH、T_3、T_4正常。

【辨证分析】双目、颈前憋胀缓解，纳眠可，情绪稳定，提示气滞、痰浊、瘀血证得到改善，继服上方，以巩固疗效。

【治法】疏肝理气，健脾化痰祛湿。

【处方】上方，继服7剂。

嘱患者调情志，少食海带等含碘过高食物，定期复查甲状腺功能。

四、诊疗品析

【病案一品析】《素问·上古天真论》"女子…七七，任脉虚，太冲脉衰少，天癸绝，地道不通，故形坏而无子。"患者年近五旬，肾气亏虚，加之平日性格内向，体质偏于气郁质，且患病10年之久，久病不愈，思虑伤脾，气血不足，脾肾亏虚，内有寒湿、瘀血为患。脾虚，气血化生不足，不能充养周身，故乏力；脾气虚，母病及子，肺气亦虚，故气短；气虚则卫外不固，不能"温分肉、充皮肤、肥腠理、司开合"，故见怕冷、汗出较多；阳虚则内寒，亦怕冷；脾虚，津液输布失常，肾主水，肾阳虚，蒸腾气化功能失职，故见下肢浮肿；病久，气血运行不畅，瘀血阻滞经络，故身痛、关节疼；血虚，心神失养，故失眠；发为血之余，肾主骨，生髓，其华在发，肾虚、气血不足，故脱发；脾虚失运，故大便质稀。首诊方中黄芪、防风、白术取玉屏风散之义，益气固表以止汗，益卫气、温腠理；续断、桑寄生、仙茅、淫羊藿补肾温阳，既能改善怕冷，又能减轻下肢水肿；狗脊补肝肾、强筋骨、祛风湿，联合行气活血之延胡索、川芎、香附可缓解关节疼痛；补骨脂补肾助阳、温脾止泄，可使大便质稀得到改善；制何首乌、女贞子滋阴补肾减轻脱发；制何首乌补血养心安神，配合珍珠母镇心安神，共同作用以助眠；桂枝辛温助阳化气、通阳行水、散寒通脉，一药多用；高良姜温胃散寒；甘草益气，且能调和诸药。全方以补脾肾为主，其他亦有兼顾，面面俱到，方证相符。二诊所加制附子、肉桂、熟地黄、山萸肉、茯苓、泽泻、山药、牡丹皮取八味肾气丸之义，有补有泻，意在增强人体正气，使正胜邪退。三诊、四诊加陈皮、半夏、枳实等药以消食助运，脾气健，则气血自生。本病案整个治疗过程以治脾为主，补肾助阳、活血通络并举，诸症逐渐改善。

【病案二品析】青年女性，正值高三阶段，学习压力大，情绪不畅，气机郁滞，津聚痰凝，痰气搏结颈前，故颈前喉结两旁结块肿大，质软不痛。气机郁滞，肝气不舒，肝郁克脾，脾虚水湿不运，积而化热，故口苦，苔黄厚。其治重在疏肝理气健脾，化痰散结。首诊方中生黄芪、党参均可入脾经，重在健脾益气；陈皮、半夏、茯苓、甘草取二陈汤之义以理气化痰；柴胡、当归、黄芩、白芍疏肝理气；夏枯草、生牡蛎、浙贝母、山慈菇化痰散结，改善颈前肿大之症；炒莱菔子健脾助运，顾护胃气，防止大量生牡蛎性寒伤胃；珍珠母清肝明目，治疗双目瞀胀；全方在健脾化痰、软坚散结的基础上，加入疏肝理气之品，标本兼顾。二诊时，肝气郁结证明显改善，脾虚湿浊较著，治疗有效，故在前方基础上加入生薏苡仁以加强健脾祛湿之效，同时去白芍以防收敛之弊。三诊时，诸症明显缓解，气滞、痰浊、瘀血证得到改善，继服前方巩固疗效，并从生活方式指导，使其气畅瘀通。

【小结】

尹翠梅认为甲状腺功能减退症病因复杂，从中医方面而言，先天因素、后天因素、情志因素与本病密切相关。临症治疗中，主张"脾病为先"，灵活辨证施治，中西医结合施治，并及时对患者做心理疏导。

（吕　蕾）

第二节　甲状腺结节

甲状腺结节是指甲状腺细胞在局部异常增生所引起的一个或多个组织结构异常的团块，可随吞咽动作随甲状腺而上下移动，是临床常见的病症。虽能触及，但在超声检查中未能证实的"结节"，不能诊断为甲状腺结节。体检未能触及，而在影像学检查偶然发现的结节，称作"甲状腺意外结节"。临床中有多种甲状腺疾病，如甲状腺退行性变、炎症、自身免疫以及新生物等都可以表现为结节。甲状腺结节属于中医"瘿病"范畴，在中国古代有"瘿""瘿气""瘿瘤""瘿囊""影袋"等名称。

一、西医概述

1.流行病学

甲状腺结节很常见，一般人群中，通过触诊的检出率为4%~7%，借助高分辨率超声的检出率可高达20%~76%，尸检时甲状腺结节检出率为50%~65%。高频超声的应用，使得甲状腺结节的检出率同尸检时甲状腺结节的发现率相当。研究表明，当男性与女性同时处于碘缺乏、碘充足和碘过量等环境当中时，甲状腺结节的发病率女性远高于男性，但是男性的甲状腺体积大于女性，男性患恶性甲状腺结节的几率高于女性。随着年龄的增加，甲状腺结节的发病率也在不断增高，而且随着年龄增加而增加的发病情况多为多发结节，单发结节的发病率并没有明显的改变，而年龄＜55岁的甲状腺结节患者更容易引发甲状腺癌。随着时间的推移，病情的加重，腺泡内因为大量胶质的累积而形成巨大腺泡，就会导致出血、囊性变性，甚至坏死，各种各样的结节因此形成。青春期是此种疾病的高发时期，而女性是此种疾病的高发人群。虽然儿童不容易发生甲状腺结节，但是儿童的甲状腺结节更容易发展为恶性，给儿童的身体健康带来巨大的危害。

2. 病因病机

甲状腺结节的常见病因包括缺碘、正常甲状腺组织过度增生、退行性变、放射暴露史、遗传、甲状腺炎症等，亦有一些潜在的致病因素，如微量元素硒的缺乏、肥胖等。

3. 临床表现

大多数情况下，患者没有任何症状，甲状腺功能也是正常的。但有些人会出现结节周围疼痛、咽喉部异物感和压迫感。当结节压迫周围组织时，可能出现声音嘶哑、咽喉部异物感、呼吸困难、气短、吞咽困难等相应的压迫性症状。有些晚期患者会发生颈部水肿的症状。当患者伴有甲状腺功能亢进症时，会出现心悸、多汗、手抖和消瘦；伴有甲状腺功能减退症时，会出现怕冷、全身乏力的症状。

4. 分类与分级

根据甲状腺的严重程度，可分为良性和恶性两类；根据结节的质地状态，可分为实性和囊性两类；根据结节对放射性核素的摄取能力不同，可分为"热结节"和"冷结节"。

（1）增生性甲状腺肿　包括弥漫性甲状腺肿和结节性甲状腺肿，指各种原因导致的甲状腺滤泡上皮细胞增生。发病率较高，可达人群的5%左右，中年女性多见。形态上，甲状腺呈不同程度肿大，伴有大小不等的结节，结节内可合并出血、囊性变和钙化。临床上，多数患者无自觉症状，少数患者可有颈部不适感或局部压迫症状，查体见甲状腺肿，伴大小不等结节，少数患者为单结节。多数患者甲状腺功能正常，甲状腺核素显像表现为"冷结节""热结节"或放射性分布不均匀。

（2）毒性结节性甲状腺肿　结节既可单发，也可多发，常发生于已有多年结节性甲状腺肿的患者。形态学上见甲状腺滤泡上皮细胞增生，可形成大的滤泡，结节周围的甲状腺组织多有萎缩，患者年龄在40~50岁以上，女性多见，甲状腺功能亢进症症状较轻，且不典型，眼征不明显，血中甲状腺激素升高，如为功能自主性结节，核素扫描显示"热结节"，结节周围的甲状腺组织摄取¹³¹I功能可被抑制。

（3）肿瘤性结节　包括甲状腺良性腺瘤、甲状腺癌和转移瘤。

（4）囊性结节　甲状腺囊肿绝大多数是由结节性甲状腺肿和腺瘤的退行性变和陈旧性出血所致。

（5）炎症性结节　分为感染性结节和非感染性结节两类。急性化脓性炎症引起的甲状腺结节极罕见，表现为局部红肿热痛和全身中毒症状，多数为咽喉部或颈部感染波散所致，抗感染治疗有效。感染性甲状腺结节中最多见的是亚急性甲状腺炎，亚急性甲状腺炎与病毒感染有关，主要病理为肉芽肿性炎症，临床中除有甲状腺结节外，还有发热、甲状腺局部疼痛伴不同程度的全身症状，实验室检查可见血沉加快，甲状腺¹³¹I摄取率降低，血中甲状腺激素水平升高，促甲状腺激素（TSH）水平下降。慢性淋巴细胞性甲状腺炎也可以表现为以甲状腺结节的形式出现，病理上与慢性淋巴细胞性甲状腺炎是一致的，临床上多无自觉症状，或伴有不同程度的甲减表现，甲状腺结节既可单发，也可多发，质地韧或硬，有许多小圆形突起，没有明确界限的甲状腺结节，亦可为实性结节或"冷结节"。

5.诊断与鉴别诊断

（1）实验室检查　常用的有甲状腺功能、降钙素、甲状腺自身抗体等检查。甲状腺功能是必查项目，用于评估甲状腺结节是否伴随甲状腺功能的异常。降钙素由甲状腺滤泡旁细胞分泌，有甲状腺髓样癌家族史或多发性内分泌腺瘤病家族史者，应检测基础或刺激状态下血清降钙素水平。甲状腺自身抗体测定有助于评估甲状腺功能异常的病因。多种甲状腺疾病均可引起血清甲状腺球蛋白（Tg）水平升高，因此，血清Tg不能鉴别甲状腺结节的良恶性。

（2）颈部（甲状腺和颈部淋巴结）超声　高分辨率超声检查是评估甲状腺结节的首选方法，颈部超声可证实甲状腺结节是否真正存在；确定甲状腺结节的大小、数量、位置、质地（实性或囊性）、形状、边界、包膜、钙化、血供，以及和周围组织的关系等情况；评估颈部区域有无淋巴结肿大，以及淋巴结的大小、形态和结构特点。

（3）甲状腺核素显像 适用于评估直径>1cm的甲状腺结节。在单个或多个结节伴有血清TSH降低时，甲状腺^{131}I或^{99}Tcm核数显像可判断某个（或某些）结节是否有自主摄取功能（热结节）。热结节绝大部分为良性，一般不需细针穿刺活检。

（4）颈部CT和MRI 在评估甲状腺结节良恶性方面，CT和MRI检查不优于超声检查，但可以了解结节与周围组织解剖结构的关系，寻找可疑淋巴结以及协助制定手术方案。

（5）18F-FDG PET显像 并非所有的甲状腺恶性结节都能在18F-FDG PET中表现为阳性，且某些良性结节也会摄取18F-FDG，因此，单纯依靠18F-FDG PET不能准确鉴别甲状腺结节的良恶性。

（6）甲状腺细针抽吸细胞学检查（FNAB） FNAB是诊断甲状腺结节最准确、最经济的方法，结果与手术病理结果有90%的符合率，仅有5%的假阴性率和5%假阳性率。凡直径>1cm的甲状腺结节，均可考虑甲状腺细针抽吸细胞学检查，但有自主摄取甲状腺功能的热结节、纯囊性结节，以及超声影像已高度怀疑为恶性结节，可不作为常规检查。

6.西医治疗

（1）良性甲状腺结节 多数良性甲状腺结节仅需定期随访，无需特殊治疗。少数情况下，可选择手术治疗、TSH抑制治疗、放射性碘治疗，或者其他治疗手段。

①手术治疗：适应症为出现与结节明显相关的局部压迫症状；合并甲状腺功能亢进，内科治疗无效者；肿物位于胸骨后或纵隔内；结节进行性生长，临床考虑有恶变倾向或合并甲状腺癌高危因素。因外观或思想顾虑过重影响正常生活而强烈要求手术者，可作为手术的相对适应症。

②非手术治疗：TSH抑制治疗，在碘缺乏地区，可能有助于缩小结节、预防新结节出现、缩小结节性甲状腺肿的体积；在非缺碘地区，TSH抑制治疗虽也可能缩小结节，但其长期疗效不确切，停药后可能出现结节再生长。不建议常规使用TSH抑制疗法治疗良性甲状腺结节；可在小结节性甲状腺肿的年轻患者中考虑采用；如要使用，目标为TSH部分抑制。^{131}I主要用于治疗有自主摄

取功能并伴有甲亢的良性甲状腺结节。妊娠期和哺乳期禁忌[131]I治疗。其他方法包括经皮无水酒精注射（PEI）、超声引导经皮激光消融治疗（PLA）和甲状腺结节射频消融（RFA）等。其中，PEI对甲状腺良性囊肿和含有大量液体的甲状腺结节有效，不适用于单发实质性结节或多结节性甲状腺肿。采用这些方法治疗前，必须先排除恶性结节的可能性。

（2）分化型甲状腺癌　治疗方法主要包括手术治疗、术后[131]I治疗和TSH抑制治疗。分化型甲状腺癌对外照射治疗和化学治疗不敏感。

①手术：手术治疗对分化型甲状腺癌最为重要，直接影响疾病的后续治疗和随访，并与预后密切相关。

②术后[131]I治疗：[131]I是分化型甲状腺癌术后治疗的重要手段之一。[131]I治疗包含两个层次：一是采用[131]I清除分化型甲状腺癌术后残留的甲状腺组织，简称[131]I清甲；二是采用[131]I清除手术不能切除的分化型甲状腺癌转移灶，简称[131]I清灶。

③TSH抑制治疗分化型甲状腺癌术后：TSH抑制治疗是指手术后应用甲状腺激素将TSH抑制在正常低限或低限以下，甚至检测不到的程度，一方面补充分化型甲状腺癌患者所缺乏的甲状腺激素，另一方面抑制分化型甲状腺癌细胞生长。

二、中医概述

（一）病因病机

尹翠梅认为瘿病的病因主要有情志内伤、饮食及水土失宜、体质因素、药毒所伤等，初期多为气机郁滞、津凝痰聚，日久血脉瘀阻，气滞、痰凝、血瘀壅结颈前而发病。

清代沈金鳌曰："痰为诸病之源，怪病由痰成矣"。痰为阴质之邪，易渗透滞留于血脉之中随血而行，但痰的黏腻之性极易沉积在脉络之壁，日积月累阻塞脉道，血行不畅而形成瘀血。瘀血一旦形成反之影响水液代谢，此时水湿内停再聚又结成痰饮，这样痰阻血脉，血瘀又聚水湿内停成痰，周而复始贯穿于疾病的始终，故痰瘀二者既是致病因子，又是病理产物，日久痰、瘀二者壅结颈前发为瘿病，病理性质以实证居多，久病由实致虚，痰瘀贯穿于甲状腺结节的始终。

（二）中医诊断

1.疾病诊断

瘿病以颈前喉结两旁结块肿大为临床特征，可随吞咽动作而上下移动。初作可如樱桃或指头大小，一般生长缓慢，大小程度不一，大者可如囊如袋。触之多柔软、光滑；病程日久则质地较硬，或可扪及结节。多发于女性，常有饮食不节、情志不舒的病史，发病有一定的地区性。

2.证候诊断

（1）气郁痰阻证　颈前结节，质软不痛，颈部胀感，胸闷不舒，女子可见乳房作胀疼痛，或伴乳房亦有结节肿块，月经紊乱，甚则经闭，舌质红，苔薄白，脉弦。

（2）痰结血瘀证　颈前可触及结节，质硬，颈前作胀不适，面色灰暗，消瘦，女子可有月经不调，或经色紫暗，或伴有血块，舌淡或淡紫，或有瘀块，苔薄白或白腻，脉弦细或涩。

（3）脾虚痰阻证　颈前结节质韧不痛，面色少华，神疲乏力，胸闷腹胀，胃纳不香，或便溏，带下清稀，舌体胖大、质淡，苔白或白腻，脉沉细。

（4）肝肾阴虚证　颈前结节日久，头晕目眩，耳鸣健忘，腰膝酸软，夜寐盗汗，咽干口燥，口渴欲饮，甚则遗精，舌红少苔，脉细数。

（三）中医治疗

1.气郁痰阻证

治法：理气舒郁，化痰消瘿。

方剂：柴胡疏肝散合二陈汤加减。

药物组成：陈皮、柴胡、川芎、香附、枳壳、芍药、茯苓、半夏、甘草。

加减：胸闷气憋者，加全瓜蒌理气解郁；咽颈不适者，加桔梗、牛蒡子、木蝴蝶、射干利咽消肿；面红目赤者，加龙胆草、栀子清肝泻火；纳差泛呕恶者，加炒二芽、生姜和胃降逆。

2.痰结血瘀证

治法：活血化瘀，化痰消瘿。

方剂：海藻玉壶汤合二陈汤加减。

药物组成：海藻、青皮、陈皮、半夏、浙贝母、连翘、当归、独活、川芎、茯苓。

加减：胸闷不舒者，加郁金、香附、枳壳理气开郁；郁久化火而见烦热、舌红苔黄、脉数者，加夏枯草、牡丹皮、玄参、栀子清热除烦；纳差，便溏者，加白术、山药健脾益气；结块较硬或有结节者，酌加黄药子、三棱、莪术、露蜂房、僵蚕等增强活血软坚、消瘿散结的作用；结块坚硬且不可移者，酌加土贝母、莪术、山慈菇、天葵子、半枝莲，或犀黄丸散瘀通络、解毒消肿。

3.脾虚痰阻证

治法：益气健脾，化痰散结。

方剂：六君子汤加减。

药物组成：人参、茯苓、白术、陈皮、半夏、炙甘草、夏枯草、生牡蛎、浙贝母、山慈菇、延胡索、郁金。

加减：自汗重者，加黄芪、浮小麦益气固表；纳食减少者，加炒麦芽、鸡内金和中助运，消食开胃；水肿便溏者，加薏苡仁、车前子健脾利水。

4.肝肾阴虚证

治法：滋补肝肾。

方剂：六味地黄丸、一贯煎合二陈汤加减。

药物组成：熟地黄、山茱萸、山药、牡丹皮、茯苓、泽泻、沙参、当归、黄芪、麦冬、陈皮、半夏、甘草。

加减：厌食便秘者，加砂仁、麻子仁润肠通便；腰膝酸软甚者，加桑寄生、川续断温肾壮骨；颈部见有瘿瘤者，加鳖甲、龙骨、牡蛎、浙贝母滋阴软坚、消瘿散结。

三、病案实录

病案一：瘿病（脾虚痰阻证）

李某，女性，45岁。初诊：2019年8月14日。

【主诉】颈前憋胀1个月。

【现病史】自诉近1个月无明显诱因出现颈部憋胀，无声嘶，无吞咽困难。平素工作压力大，情绪不畅，夜眠不佳，面色少华，神疲乏力，胸闷腹胀，胃纳不香，大便稀溏，苔白腻，边有齿痕，舌下瘀斑，脉沉细。

【既往史】既往体健。无肿瘤家族史。否认药物过敏史。

【辅助检查】

①体格检查：左侧甲状腺可触及一大小约2cm×3cm结节，质中，无触痛。

②甲状腺彩超：双侧甲状腺大小、形态正常，左侧叶实质内可见一囊性结节，大小约2.2cm×3.3cm，纵横比小于1，边界可见，CDFI示其内未见明显血流信号。双侧颈部大血管旁可见数个扁圆形低回声结节，较大者大小约1.0cm×0.9cm，淋巴门结构未见异常形态。提示左侧甲状腺囊性结节，TI-RADS 2级。

③实验室检查：甲状腺功能正常。

【中医诊断】瘿病（脾虚痰阻证）。

【西医诊断】甲状腺结节。

【辨证分析】患者平素情绪不畅，气机郁滞，津聚痰凝，痰气搏结颈前，故颈前喉结两旁结块肿大，质中不痛；肝气不舒，故情绪不畅、胸闷腹胀；肝郁克脾，脾失健运，则见纳食不香、面色少华、神疲乏力、大便稀溏，苔白腻，边有齿痕。

【治法】健脾益气化痰，理气化瘀消结。

【处方】人参10g、茯苓10g、白术10g、枳壳10g、陈皮10g、半夏9g、炙甘草6g、香附10g、神曲10g、夏枯草30g、生牡蛎30g、浙贝母30g、郁金10g、川芎10g。30剂，水煎服，日1剂，早晚分服。

二诊：2019年9月16日。精神改善，纳食增加，腹胀缓解，仍感乏力，颈前憋胀，夜眠差，苔白腻，舌下瘀，脉沉细。

【辨证分析】纳食增加，腹胀缓解说明脾虚痰湿症状改善。仍感乏力，夜眠差，为脾虚心神失养之征，故加用安神定志之品。

【处方】人参10g、黄芪10g、茯苓10g、白术10g、陈皮10g、半夏9g、炙甘草6g、香附10g、泽兰10g、神曲10g、夏枯草30g、生牡蛎30g、浙贝母30g、山慈菇30g、郁金10g、川芎10g、合欢皮30g、远志10g。30剂，水煎服，日1剂，早晚分服。

三诊：2019年10月20日。乏力消失，纳食正常，腹胀缓解，颈前憋胀减轻，夜眠改善，大便正常，多汗，苔白，舌下瘀，脉沉细。

【辨证分析】脾虚卫外不固，故多汗。颈前结节，夜眠稍改善，效不更方，加用固表之防风，重用黄芪、白术，取玉屏风散之意。

【处方】上方改黄芪、白术用量为30g，加防风10g。30剂，水煎服，日1剂，早晚分服。

四诊：2019年10月20日。复查甲状腺彩超：双侧甲状腺大小、形态正常，左侧叶实质内可见一囊性结节，大小约1.2cm×1.3cm，纵横比小于1，边界可见，CDFI示其内未见明显血流信号。双侧颈部大血管旁可见数个扁圆形低回声结节，较大者约1.0cm×0.9cm，淋巴门结构未见异常形态。提示左侧甲状腺囊性结节，TI-RADS 2级。

【辨证分析】甲状腺结节较前变小，临床诸症缓解，脾虚痰湿证改善。

嘱患者调畅情志，适当增加体育活动，半年后复查甲状腺彩超。

病案二：瘿病（痰结血瘀证）

武某，男性，55岁。初诊：2019年1月10日。

【主诉】发现甲状腺结节3个月。

【现病史】3个月前体检发现甲状腺右叶结节，质硬，偶有颈前作胀不适，面色灰暗，胸闷不舒，周身沉重，舌暗有瘀斑，苔薄白，脉弦涩。平时喜饮酒，嗜食肥甘厚腻之品。

【既往史】高血压病史5年。否认药物过敏史。

【辅助检查】

①体格检查：血压150/95mmHg，身高170cm，体重85kg，甲状腺右侧可触及一大小约1.3cm×2.5cm的结节，质硬，无触痛。

②甲状腺彩超：双侧甲状腺大小、形态正常，右侧叶实质内可见一实性结节伴钙化，大小约1.5cm×2.5cm，纵横比小于1，边界可见，CDFI示其内未见明显血流信号。双侧颈部淋巴结未见异常形态。提示右侧甲状腺结节，TI-RADS 4a级。

③实验室检查：甲状腺功能正常。

【中医诊断】瘿病（痰结血瘀证）。

【西医诊断】甲状腺结节，高血压病。

【辨证分析】患者平素喜饮酒，嗜食肥甘厚腻之品，伤及脾胃，脾失健运，胃失和降，运化水湿失职，聚湿成痰，凝于颈前，痰凝日久，血液运行障碍，痰瘀内结，形成瘿瘤，故见甲状腺结节，质硬，偶有颈前作胀不适；瘀血阻络，故见面色灰暗，胸闷不舒，舌暗有瘀斑，脉弦涩。

【治法】活血化瘀，化痰消瘿。

【处方】海藻玉壶汤合二陈汤加减。

海藻30g、青皮10g、陈皮10g、清半夏9g、茯苓10g、浙贝母30g、连翘10g、当归10g、郁金10g、香附10g、三棱10g、莪术15g、露蜂房6g、僵蚕10g。30剂，水煎服，日1剂，早晚分服。

二诊：2019年2月21日。颈前作胀不适略减，周身沉重，面色灰暗，胸闷不舒，舌暗有瘀斑，苔薄白，脉弦涩。

【辨证分析】患者体型肥胖，平日喜肥甘厚腻之品，脾虚痰阻，故周身沉重；瘀血阻络，故面色灰暗、胸闷不舒、舌暗有瘀斑。在原治疗方基础上增加健脾化痰、活血散结之品。

【处方】上方加川芎10g、枳壳10g、黄药子6g。30剂，水煎服，日1剂，早晚分服。

三诊：2019年3月25日。颈前作胀消失，面色较前润泽，胸闷缓解，精神改善，舌暗有瘀斑，苔薄白，脉弦涩。

【辨证分析】面色较前润泽，精神改善，颈前作胀消失，胸闷缓解，治之有效，但仍舌暗有瘀斑，为瘀血较著，继服上方，去黄药子以防肝功能受损。

【处方】上方去黄药子。60剂。前4周每日1剂。4周后，改隔日1剂，坚持2个月。

四诊：2019年7月1日。复查甲状腺彩超：双侧甲状腺大小、形态正常，右侧叶实质内可见一实性结节伴钙化，大小约1.1cm×1.5cm，纵横比小于1，边界可见，CDFI示其内未见明显血流信号。双侧颈部淋巴结未见异常形态。提示右侧甲状腺结节，TI-RADS 4a级。

【辨证分析】右侧甲状腺结节较前明显变小，治之有效。

【中成药】软坚散结胶囊：3粒/次，3次/日，口服。

嘱患者调畅情志，适当增加体育活动，3个月后复查甲状腺彩超。

四、诊疗品析

【病案一品析】患者中年女性，平素情绪不畅，气机郁滞，肝气不舒，肝郁克脾，脾虚水湿不运，痰瘀阻滞，津聚痰凝，痰气搏结颈前，故颈前喉结两旁结块肿大，质中不痛。结聚壅滞日久而形成有形之瘿瘤。《素问·至真要大论》曰："坚者软之""坚者削之""结者散之"，《外科正宗》提到："瘿瘤者，初起无表里之症相兼，但结成形者，宜行散气血；已成无痛无痒，或软或硬色白者，痰聚也，行痰顺气。"故治重在健脾理气，化痰散结。方中人参、白术、陈皮、茯苓均可入脾经，重在健脾益气；半夏、夏枯草、生牡蛎、浙贝母化痰软坚散结；香附、郁金、川芎行气活血，助增消散之功；神曲健脾消食助运，炙甘草调和诸药。全方在健脾化痰、软坚散结的基础上，加入行气活血之品，标本兼顾。二诊时，患者诸症明显改善，但痰瘀日久，仍感乏力，颈前憋胀，夜眠差，故原方基础上加黄芪健脾益气，合欢皮、远志解郁安神。三诊时，患者大便恢复正常，多汗，苔白，脾虚症状改善，故在二诊方基础上加大黄芪、白术用量，同时加用防风取玉屏风之意加强健脾作用。治疗3个月，复查彩超示甲状腺结节明显变小，临床治疗有效。

【病案二品析】患者平素喜饮酒，嗜食肥甘厚腻之品，伤及脾胃，脾失运化水湿之职，湿聚成痰，凝于颈前，痰凝日久，痰瘀内结，形成瘿瘤，治以活血化瘀，化痰消瘿，方选海藻玉壶汤合二陈汤加减。二陈汤健脾化痰，海藻、浙贝母、连翘、露蜂房、僵蚕消痰软坚；肝木克脾土，气滞利于生痰，气顺痰易消，气顺则一身津液并随之而顺，故加疏肝理气之青皮、郁金、香附；胸闷，舌暗有瘀斑，系血瘀较重，故加三棱、莪术、当归活血化瘀。二诊颈前作胀不适减轻，仍面色灰暗、胸闷不舒，舌暗有瘀斑，故加用黄药子化痰散结消瘿，川芎、枳壳增行气消散之功。三诊颈前作胀消失，面色较前润泽，胸闷缓解，舌暗有瘀斑，在上方基础上去黄药子以防肝功受损。后复查诸症缓解，疗效显著。

（吕　蕾）

第六章
内分泌科其他常见疾病

第一节 痛 风

一、西医概述

1.流行病学

目前，我国尚缺乏全面的痛风流行病学调查资料，但根据不同时间、不同地区报告的痛风患病情况，预估其患病率在1%~3%，并有逐年上升的趋势。

2.病因病机

痛风的病因和发病机制尚不清楚，但高尿酸血症是痛风最重要的生化基础。正常情况下，人体组织中含有嘌呤物质，体内与饮食中的嘌呤被分解后会产生尿酸。尿酸排泄障碍，尿酸生成过多，或嘌呤代谢相关酶缺陷而导致代谢障碍，可导致原发性痛风。某些遗传性疾病、1型糖原贮积病、血液病及恶性肿瘤化疗或放疗后，尿酸生成过多，或慢性肾脏病、药物（如阿司匹林、噻嗪类利尿剂、环孢素、乙胺丁醇、烟酸、华法林、呋塞米）等抑制尿酸排泄而导致高尿酸血症，可致继发性痛风。

但是，高尿酸血症并不一定会引起痛风，临床仅有5%~15%的高尿酸血症患者可导致痛风。痛风的发生，多与患者平素饮食、生活习惯密切相关，如富含嘌呤的食物［如肉类、动物内脏、部分海鲜（如贝类）等］摄入过多。过量的酒精摄入是痛风发作的独立危险因素，啤酒中含有大量的嘌呤成份，其诱发痛风的风险最高。临床多见的心血管疾病、代谢综合征、胰岛素抵抗、甲状腺功能低下、肥胖等均与高尿酸血症相关，叠加其他危险因素时，很容易导致痛风发作。

3.诊断标准

参照2016年《中国痛风诊疗指南》，符合下列三种诊断标准中任意一种，即可诊断为痛风性关节炎：

（1）关节液中有特异性尿酸盐结晶。

（2）用化学方法或偏光显微镜证实痛风结节中有尿酸盐结晶。

（3）下列临床表现中至少有6项符合。

·急性关节炎发作1次以上。

·关节炎引发的疼痛在1天内达到高峰。

·只有1个关节出现关节痛。

·蹑趾、踝关节发红、疼痛、肿胀。

·有疑似痛风结节。

·化验血清尿酸升高。

·X线证实不对称关节肿胀。

·X线证实骨皮质下囊肿，无骨质侵蚀。

·关节炎发作时关节液中无病原体感染。

4.实验室检查

（1）血尿酸　正常嘌呤饮食状态下，非同日二次空腹血尿酸水平男性>420 μmol/L，女性>360 μmol/L。

（2）尿常规　病程早期一般无改变，累及肾脏者，可有蛋白尿、血尿、脓尿，偶见管型尿；并发肾结石者，可见明显血尿，亦可见酸性尿石排出。

（3）X线检查　早期急性关节炎时，仅受累关节周围软组织肿胀。反复发作时，可在软组织内出现不规则团块状致密影，即痛风结节。在痛风结节内可有钙化影，称为痛风石。由于痛风石在软骨的沉积，可造成软骨破坏和关节间隙狭窄，关节面不规则。病程较长者，在关节边缘可见偏心性半圆形骨质破坏，较小的似虫噬状，随着病情进展，逐渐向中心扩展，形成穿凿样缺损。

（4）关节滑液检查　痛风性关节炎患者滑液量增多，外观呈白色而不透亮，黏性低，白细胞数常增高，中性粒细胞超过75%。在偏光显微镜下，可见到被白细胞吞噬的或游离的尿酸盐结晶，该结晶呈针状，并有负性双折光现象，这一现象在关节炎急性期的阳性率为95%。

（5）组织学检查　对于可疑的痛风石组织，可作活检。

5.鉴别诊断

痛风性关节炎常与其他类型关节炎（类风湿性关节炎、风湿性关节炎）进行鉴别。

项目	痛风性关节炎	类风湿性关节炎	风湿性关节炎
起病方式	急骤	缓	急骤
首发部位	第一跖趾关节	近端指间、掌指关节、腕	大关节受累，如膝、踝、肩、腕
疼痛特点	剧烈、夜间重	持续、休息加重	游走性多关节疼痛
肿胀特点	红、肿、热、痛	软组织为主	非对称性肿胀
关节变形	少见	常见	无
受累关节	负重关节明显，单关节首发常见	对称性多关节炎	受累关节增多，多为下肢
其他特征	—	受累关节明显晨僵	风湿热活动期累及心脏，伴有心肌炎、心内膜炎等

6.西医治疗

治疗痛风的方法主要是生活方式干预和药物治疗。常用的药物主要有非甾体类抗炎药、糖皮质激素和降尿酸药物。然而，饮食治疗是比较普遍和健康的治疗方法。饮食疗法主要包括以下几个方面：减少食用高嘌呤食物、高脂类食物，如肉类、野味、啤酒、海鲜、含酵母食物和饮料等；尽可能食用嘌呤含量较低的食物，如大米、小麦、淀粉、高粱，鸡蛋、猪血、鸭血等；多饮水可将尿酸通过尿液排出体外。

预防性痛风治疗：预防尿酸的过量产生和促进肾脏排泄尿酸，以达到预防痛风之目的。痛风会因为尿酸在各个脏器的沉积，导致脏器微循环障碍，要积极防止心、脑血管及肾脏并发症。

目前痛风治疗主要包括两方面内容：治疗痛风发作时疼痛和炎性反应；预防痛风发作，降低血尿酸<6mg/dl（357μmol/L）。无论是否合并慢性肾脏病（CKD），痛风患者均需要终身降尿酸治疗，除非不耐受或出现不良反应。

对于肥胖的痛风患者，在关注血尿酸的同时，注意引导患者规律运动，监测血压、血糖、血脂、肝脏转氨酶等指标，给予综合治疗，维持血尿酸达标，尽可能减少受累关节数。

痛风患者宜低嘌呤饮食，保持合理体重。戒酒，多饮茶，每日饮水2000ml以上，避免暴食、酗酒、受凉受潮、过度疲劳和精神紧张，穿舒适鞋，防止关节损伤，慎用影响尿酸排泄的药物。

二、中医概述

（一）病因病机

痛风归属于祖国医学中的"痹病"。《黄帝内经·素问》有痹论专篇，对本病的病因、病机及证候分类预后方面，做了详细论述。华佗名作《中藏经》载有风、寒、湿、热、气痹及筋、骨、血、肉、气之五痹。朱丹溪所著《丹溪心法·痛风》曰："痛风者，四肢百节走痛也，他方谓之白虎历节风证。大率有痰、风热、风湿、血虚。"《医学入门·痛风》曰："形怯瘦者，多内虚有火；形虚肥者，多外因风湿生痰，以其巡历遍身，日历节风，甚如虎咬，曰白虎风，痛必夜甚者，血行于阴也。"俞嘉言所著《医门法律·痛风论》曰"痛风——名白虎历节风，实即痛痹也。"

现代"痛风"属中医"痹证"认识比较一致，其病机主要为外邪痹阻肢体脉络，使气血运行失畅所致。病初邪实为主，多因感受风热、湿邪或寒湿邪郁而化热形成热痹；病久邪虚夹杂，病情反复发作，邪恋留滞，正气虚弱，而出现肝肾气血不足之证。本病病位在肌表经络，久则深及筋骨，甚者及肾。痰浊血瘀聚精髓，殃及脏腑，湿浊内蕴，煎熬尿液则成石淋，浊毒留久，损伤脾肾，寒热错杂，壅塞三焦，以致"关格"尿闭，险危之象环生不止。

尹翠梅认为痛风的辨证施治应立足健脾助运，祛湿化痰，清热泄浊，补肾通络，以达扶正祛邪、标本兼治之目的。且需注重早防早治。

（二）中医诊断

1.疾病诊断

痛风可归属于祖国医学"痹症"的范畴，可结合下列情况予以诊断。

（1）多以单个趾、指关节卒然红肿疼痛，逐渐痛剧如虎咬，昼轻夜甚，反复发作。可伴发热、头痛等表现。

（2）多见于中老年男子，可有痛风家族史。常因劳累、暴饮暴食、吃高嘌吟食物、饮酒及外感风寒等诱发。

（3）初起可单关节发病，以第一跖趾关节为多见。继则足踝、足跟、手指和其他小关节出现红肿热痛，甚则关节腔可渗液。反复发作后，可伴有关节周围，耳廓、耳轮，以及趾、指骨间出现"块瘰"（痛风石）。

（4）血尿酸、尿尿酸增高。发作期白细胞总数可增高。

（5）必要时做肾脏B超探测、尿常规、肾功能等检查，以了解痛风后肾病变情况。X线摄片检查可示软骨缘邻近关节的骨质有不整齐的穿凿样圆形缺损。

2.证候诊断

（1）湿热阻络证　下肢小关节卒然红肿热痛、拒按，触之局部灼热，得凉则舒，伴发热口渴，心烦不安，溲黄，舌红，苔黄腻，脉滑数。

（2）瘀热阻滞证　关节红肿刺痛，局部肿胀变形，屈伸不利，肌肤色紫暗，按之稍硬，病灶周围或有"块瘰"硬结，肌肤干燥，皮色暗黧，舌质紫暗或有瘀斑，苔薄黄，脉细涩或沉弦。

（3）痰浊阻滞证　关节肿胀，甚则关节周围漫肿，局部酸麻疼痛，或见"块瘰"硬结不红，伴有目眩，面浮足肿，胸脘痞闷，舌胖质暗，苔白腻，脉缓或弦滑。

（4）肝肾阴虚证　病久屡发，关节痛如被杖，局部关节变形，昼轻夜重，肌肤麻木不仁，步履艰难，筋脉拘急，屈伸不利，头晕耳鸣，颧红口干，舌红少苔，脉弦细或细数。

（三）中医治疗

1.辨证治疗

本病为邪气痹阻经络，气血运行不畅所致，故祛邪通络、缓急止痛为本病的治疗原则。因邪气杂至，故祛风、除湿、清热、祛痰、化瘀通络等治法应相互兼顾；又因邪气有偏胜，故祛邪通络又各有重点。正气不足是本病的重要病因，久病耗伤正气而虚实夹杂者，应扶正祛邪。风邪胜者或久病入络者，应佐养血之品，正所谓"治风先治血，血行风自灭"；寒邪胜者，应佐助阳之品，使其阳气旺盛，则寒散络通；湿邪胜者，佐以健脾益气之品，使其脾旺能胜湿；热邪胜者，佐以凉血养阴之品，以防热灼营阴而病深难解。

（1）湿热阻络证

治法：清热利湿，健脾通络。

方剂：消食助运方合四妙散加减。

药物组成：陈皮、半夏、茯苓、甘草、生薏苡仁、泽兰、焦三仙、谷芽、枳实、苍术、牛膝、黄柏、当归。

加减：若以肩肘等上肢关节为主者，为风胜于上，可选加羌活、白芷、桑枝、威灵仙、片姜黄、川芎祛风通络止痛。若以下肢关节为主者，为湿胜于下，可选加独活、牛膝、防己、松节等祛湿止痛。

（2）瘀热阻滞证

治法：清热利湿，祛瘀通络。

方剂：消食助运方合当归拈痛汤加减。

药物组成：陈皮、半夏、茯苓、甘草、生薏苡仁、泽兰、焦三仙、苦参、羌活、白术、川芎、桃仁、红花。

（3）痰浊阻滞证

治法：除湿通络，祛痰化浊。

方剂：消食助运方合血府逐瘀汤加减。

药物组成：桃仁、红花、当归、川芎、白芍、茯苓、半夏、陈皮、白芥子、白术、牛膝。

（4）肝肾阴虚证

治法：滋补肝肾，活血通络。

方剂：独活寄生汤加减。

药物组成：独活、桑寄生、杜仲、牛膝、细辛、秦艽、茯苓、防风、川芎、党参、甘草、当归、芍药、地黄。

加减：若骨节变形严重者，可加透骨草、自然铜、骨碎补、补骨脂搜风壮骨。兼有低热，或自觉关节发热，可加黄柏、地骨皮退虚热。脊柱僵化变形者，可加金毛狗脊、鹿角胶、羌活补肾壮骨。

2.中成药治疗

（1）六味痛风饮　功效为清热除湿，通络止痛。可用于治疗痛风急性发作、间歇期及高尿酸血症的降尿酸过程。

（2）复方二妙丸　功效为清热燥湿。可用于膝关节红肿热痛、腿膝疼痛、湿疮和带下等。

（3）痛风宁颗粒　功效为清泻湿浊，祛瘀通络。可通过抑制血清黄嘌呤氧化酶活性来降低血尿酸水平，从而起到治疗痛风的作用。

（4）复方土茯苓颗粒　功效为清热利湿，舒筋通络。可直接或者间接降低黄嘌呤氧化酶活性，亦可抑制肾小管中对尿酸的吸收，从而促进尿酸排泄。

3.其他中医特色疗法

（1）中药外敷法　通过将药物研成粗末或细粉，直接贴敷患部发挥药效。选取具有清热解毒、祛湿散结、消肿止痛作用的如意金黄散调泥外敷，或四妙散加酒大黄、忍冬藤外敷。湿重者，可加独活、秦艽、土茯苓、车前子等；痛甚者，可加威灵仙、桑枝、蜈蚣、细辛、土鳖虫。亦可应用冰块或者冷敷包局部冷敷以缓解症状。

（2）针刺联合放血疗法　选取三阴交、丰隆、曲池、大都、冲阳、行间、阴陵泉等穴位进行针刺。急性期可选取行间穴、大都穴点刺放血以活血化瘀、通络止痛，但要注意无菌操作，以免导致感染。

4.饮食疗法

痛风患者一定要注意饮食方面的调整。首先要注意多饮水，每日饮水量在2000ml以上，以促进尿液排泄尿酸。同时，要注意限制嘌呤类的摄入量，禁忌酒、海鲜等。多吃绿叶蔬菜、水果，对痛风性关节炎的治疗具有促进作用。

5.运动康复

患者一周尽量运动5～7次，每次运动时间在30～60分钟左右。常见运动方式包括快走、慢跑、骑自行车、练太极拳或健美操等。但需要注意的是，不能突然剧烈运动，因为剧烈运动有可能会诱发痛风关节炎发作。在开始锻炼时一定要循序渐进，然后逐渐增加运动时间和运动量。

三、病案实录

病案一：痹症（湿热阻络证）

沈某，男性，70岁。初诊：2018年9月19日。

【主诉】手指关节刺痛1周。

【现病史】左侧拇指与食指第2指节关节旁，右侧无名指与食指第3指节关节旁，各有约0.5cm长如刀划的裂痕，但无血印。有多个手指关节处皮下有痛风石小体，质软不痛。患者1周前，与家人乘海轮旅游8天，天天吃海鲜，且量较多，下船前2天手指关节开始疼痛，稍有肿胀，日益加重。就诊时手指关节刺痛，双足第1跖趾关节发红，无痛感，尿黄，大便干，舌质稍偏红，舌苔薄黄，脉细弦数。

【既往史】否认药物过敏史。

【辅助检查】血尿酸：607 μmol/L。

【中医诊断】痹症（湿热阻络证）。

【西医诊断】痛风。

【辨证分析】年高体衰，脾气已虚，体内水湿运化无力，易聚湿生痰，又加之饮食不节，脾运受阻；时值乘船出海旅游，湿气蒸腾，内外合邪，痹阻经络，留着关节，故发为红肿疼痛，日久聚结，生成小石。

【治法】清热祛湿，通络止痛。

【处方】消食助运方合四妙散加减。

羌活10g、防风10g、白术10g、苍术10g、陈皮12g、茯苓15g、半夏9g、生薏苡仁15g、泽兰10g、苦参10g、黄柏10g、知母10g、黄芪30g、甘草3g。7剂，水煎服，日1剂，早晚分服。

嘱病人清淡饮食，不饮酒，少食豆类食品及发酵食品。禁食动物内脏等高嘌呤食物。避免劳累，避免情绪波动，适度运动。

【西医治疗】口服秋水仙碱片。

二诊：2018年9月30日。患者自述效果显著，其病如释，关节疼痛已止，且关节附近的小裂隙闭口如常。双足第1跖趾关节处已不发红，大便通畅，小便仍黄，舌质稍偏红，苔薄白，脉弦细。

【辨证分析】病情减轻，复查血尿酸417 μmol/L。效不更方，继续予以清热祛湿、通络止痛巩固效果。

【处方】守首诊处方。7剂，水煎服，日1剂，早晚分服。

【西医治疗】停服秋水仙碱片。

病案二：痹症（湿热阻络证）

王某，女性，49岁。初诊：2018年10月14日。

【主诉】左足第1跖趾关节疼痛7天。

【现病史】7天前，不明原因出现左足第1跖趾关节红肿热痛，不敢触碰。于当地医院化验血尿酸后，确诊为痛风。刻下症见左足第1跖趾关节疼痛稍减轻，不红肿，但仍然疼痛难忍。平素食少，且食后腹胀，乏力，有时腰酸，喜肉食，不爱运动，舌红，苔黄腻，脉弦数。

【既往史】否认药物过敏史。

【辅助检查】血尿酸：537 μmol/L。

【中医诊断】痹症（湿热阻络证）。

【西医诊断】痛风。

【辨证分析】平素即有食少、乏力、腹胀等表现，系脾失健运，湿无以化，湿聚成痰，郁积化热而成。湿痰为病，阻于脾胃，气机不畅，则感腹胀；留注肌肉，则肢体困重乏力；湿热阻于关节，则见关节红肿热痛。治宜清热祛湿，通络止痛。

【治法】清热利湿，通络止痛。

【处方】消食助运方合四妙散加减。

生黄芪30g、白术10g、枳实12g、苍术10g、陈皮12g、茯苓15g、半夏9g、生薏苡仁15g、泽兰10g、苦参10g、黄柏10g、知母10g、甘草6g。7剂，水煎服，日1剂，早晚分服。

嘱病人清淡饮食，不饮酒，少食豆类食品及发酵食品。禁食动物内脏等高嘌呤食物，避免劳累，避免情绪波动，适度运动。

【西医治疗】口服秋水仙碱片。

二诊：2018年10月23日。足趾红肿疼痛症状已消失，但仍时有乏力、食少、腹胀、纳差等症状，舌红，苔黄腻较前减轻，脉弦。

【辨证分析】关节红肿疼痛已经消失，故去苦参、泽兰等清热类药物，继服以巩固疗效。

【处方】首诊方去苦参、泽兰。5剂，水煎服，每日1剂，早晚分服。

【西医治疗】停服秋水仙碱片。

病案三：消渴病合并痹症（瘀热阻滞证）

李某，男性，42岁。初诊：2018年10月25日。

【主诉】右足第1跖趾关节疼痛、肿胀10余天。

【现病史】10余天前，右足第1跖趾关节疼痛、肿胀急性加重。现症见右足第1跖趾关节疼痛、肿胀；低热，晨起口干，形体肥胖，自汗，活动后汗出较多，时有左手麻木；无乏力，无心慌、胸闷；纳食一般，饭后易腹胀、嗳气；眠可；小便黄；大便质黏，1～2次/日；舌质偏紫，苔黄厚，脉滑。

【既往史】糖尿病病史、痛风病史5年余。否认药物过敏史。

【辅助检查】血尿酸：632 μmol/L。

【中医诊断】消渴病合并痹症（瘀热阻滞证）。

【西医诊断】痛风。

【辨证分析】中年男性，有消渴病史，血尿酸升高，痛风急性发作。形体肥胖，饮食不节，嗜食肥甘厚味，脾胃运化失调，痰湿内蕴，日久化热，致热毒壅滞，经络血行不畅，则见足趾关节红肿热痛；痰湿化热，则见口干、大便黏滞。急性发病，治疗应重清热利湿。

【治法】清热利湿，祛瘀通络。

【处方】消食助运方合当归拈痛汤加减。

炒苍术15g、黄柏15g、泽泻10g、蒲公英20g、牡丹皮15g、桂枝12g、茯苓20g、川牛膝15g、黄芪30g、川芎15g、泽泻10g、猪苓10g、当归15g、甘草6g。14剂，水煎服，日1剂，早晚分服。

【西医治疗】口服秋水仙碱片。

二诊：2018年11月9日。患者自述疼痛减轻，口干改善，纳眠可，二便调，舌红苔白，脉滑。

【辨证分析】疼痛减轻，治疗有效。右足第1跖趾关节皮肤仍低热，系湿热仍在，故首诊方加金钱草、生地黄清热利湿。

【处方】首诊方加金钱草30g、生地黄20g。6剂，水煎服，日1剂，早晚分服。

【西医治疗】停服秋水仙碱片。

病案四：痹症（湿热阻络证）

王某，男性，37岁。初诊：2019年3月7日。

【主诉】右足第1跖指关节疼痛2天。

【现病史】患者2天前劳累及大量饮用啤酒后出现右足第1跖趾关节疼痛，伴局部灼热红肿，无发热。当地医院查血尿酸566μmmol/L，诊断为痛风，予秋水仙碱片口服，疼痛未见明显缓解。现症见右足第1跖趾关节疼痛，局部灼热红肿，口干喜冷饮；无发热、恶风；大便黏腻不爽，3～4天一行，小便黄，夜尿2次，眠欠安，纳食不香；舌红，舌体胖大，苔黄厚腻，脉沉弦滑。平素性情急躁，喜食肥甘厚味及寒凉之物，吸烟、饮酒史10年。

【既往史】否认药物过敏史。

【辅助检查】血尿酸：566μmol/L。

【中医诊断】痹症（湿热阻络证）。

【西医诊断】痛风。

【辨证分析】青年男性，既往过食膏粱厚味、烟酒无度，致脾失健运，水湿内生，湿从热化，痹阻经络而发病。长期水湿内停，日久反困于脾，造成脾虚失运。湿聚化热，故关节疼痛。大便黏腻，舌红，舌体胖大，苔黄厚腻，脉沉弦滑均为湿热阻络之征。故治以清热利湿、通络止痛之品，配以泽泻及车前草利尿祛湿清热，使热邪从小便而出。

【治法】清热祛湿，通络止痛。

【处方】消食助运方合知柏地黄汤加减。

白术10g、苍术10g、陈皮12g、茯苓15g、半夏9g、生薏苡仁15g、泽兰10g、泽泻10g、车前草15g、黄柏10g、知母10g、羌活10g、防风10g、甘草6g。7剂，水煎服，日1剂，早晚分服。

【西医治疗】口服秋水仙碱片。

二诊：2019年3月15日。自述疼痛减轻，时有脘腹胀满，伴腹痛，大便3～4次/天，舌红苔白，脉沉滑。

【辨证分析】关节疼痛虽减轻但仍未完全缓解，治疗有效。舌苔仍腻，脘腹胀满、时有腹痛，考虑系湿邪中阻、脾胃气机升降失和。大便3～4次/天系黄柏药性过寒所致。加干姜辛甘化阳，温脾阳、化水湿，缓解腹痛。予黄芪益气健脾以复运化，推动血液运行以防瘀血阻络。故首诊方去黄柏、知母，加生黄芪、干姜巩固治疗。

【处方】首诊方去黄柏、知母，加生黄芪30g、干姜10g。7剂，水煎服，日1剂，早晚分服。

【西医治疗】停服秋水仙碱片。

四、诊疗品析

【病案一品析】患者年高体衰，脾气已虚，又加之肥甘厚味和外界刺激所致，导致本病发生。脾健则湿去，湿去则痰无以生。方中羌活透关节，防风散风，宣通关节间风湿，为君药；白术甘温平和，苍术辛温雄壮，合陈皮、茯苓、半夏、生薏苡仁、泽兰健脾助运，祛湿化痰，共为臣药；苦参、黄柏、知母，苦寒泄之，黄芪甘温益气补肾扶正，使苦寒不伤脾肾，共为佐药；甘草调和诸药为使。全方共奏清热祛湿、通络止痛之功。

【病案二品析】脾失健运，湿无以化，湿聚成痰，郁积化热而为病。方中生黄芪甘温益气扶正，使苦寒不伤脾胃；白术甘温平和，苍术辛温雄壮，合陈皮、茯苓、半夏、生薏苡仁、泽兰、枳实健脾助运，祛湿化痰；苦参、黄柏、知母，苦寒泄之；甘草调和诸药，全方共达清热祛湿，通络止痛之功。

【病案三品析】患者痛风急性发作且有消渴病史。脾胃运化失调，痰湿内蕴，日久化热，导致湿热内蕴、热毒瘀络，加之急性发病，治疗应重在清热利湿。治以消食助运方清热祛湿、健脾益气，合当归拈痛汤活血化瘀。方中黄柏、炒苍术清热利湿，为君药；泽泻、蒲公英助君药利湿清热，共为臣药；牡丹皮活血散瘀，桂枝温通经脉，茯苓健脾利湿，川牛膝引血下行，通络止痛，共为佐药。诸药合用，彰显清热利湿、化瘀通络之效。

【病案四品析】青年男性，既往肥甘厚味无度，故脾失健运，水湿内生，继而湿从热化，痹阻经络，热重于湿，故在治疗方面以健脾利湿为先，加以清热，导热从下焦而去。

（杨丽丽）

第二节　女性更年期综合征

一、西医概述

1.流行病学

女性更年期是指妇女从有生殖能力到无生殖能力的过渡阶段。此阶段妇女出现月经改变，如月经频发、月经量少、月经不规则，以及闭经等。同时，更年期妇女因卵巢内分泌功能的改变导致内环境变化，影响到各器官系统功能性变化，进而表现出如潮热、出汗、头痛等血管舒缩功能不稳定症状；心悸、眩晕、失眠、皮肤感觉异常等自主神经功能不稳定症状；抑郁、焦虑、多疑、自信心降低、注意力不集中、易激动、恐怖感甚至癔症发作样症状等精神、心理症状等相应症状，称之为更年期综合征。

绝经是每个妇女生命进程中必经的生理过程。据相关统计，我国40~59岁的妇女群体中，约50%以上存在着不同程度的绝经相关症状或疾病。

2. 病因病机

每名女性在其生命进程中必然会经历绝经的过程，它是女性卵巢功能随年龄增长而出现生理性衰竭的一个体现，而更年期综合征则是这一过程前后人体症状的一个集合。

对于更年期的病理生理机制，普遍认为是由于体内雌激素水平的降低引起下丘脑-垂体-卵巢轴或肾上腺功能紊乱所致的神经递质、激素、细胞因子等发生失衡。此外，还有研究发现内分泌紊乱不是导致更年期综合征的唯一原因，更年期综合征还与家庭因素、文化社会因素、心理因素，以及性格与行为状况等多重因素有关。随着生育年龄的增长，卵巢卵泡数量的下降，等到原始卵泡数量下降到一个非常低的水平（<1000），反馈系统的关键水平也会随之下降，这一系列的内分泌变化的发生破坏了正常的周期性卵巢激素分泌和排卵，影响了卵巢激素、垂体和下丘脑与正常月经周期的高度协调的相互作用，引起下丘脑-垂体-卵巢轴的功能混乱，这种破坏是复杂的，主要涉及正常排卵周期的过渡期，直到女性最后一次月经期。女性在更年期时，体内卵泡数量明显减少，残留卵泡对促性腺激素（Gn）反应性低下，或完全丧失反应，因此表现为排卵频率减少，最终卵泡不再发育，性激素减少，由此引起月经改变。临床研究证明，女性在更年期时期雌激素处于一种绝对不足或相对不足的状态；血清实验证明，机体表现为雌二醇（E_2）水平下降，促卵泡生成素（FSH）与促黄体生成素（LH）水平升高的一种现象。

潮热及汗出是更年期综合征最典型和突出的症状。潮热发生的机制尚未明确，综合之前的研究，有下列几种解释：一是雌激素对体温起调节作用。长期以来，雌激素缺乏导致中枢体温调节中心功能紊乱被认为是潮热发生的主要原因。二是促性腺激素分泌过多。雌激素突然减少，Gn分泌过多是引起潮热的重要启动者。三是下丘脑促性腺激素释放激素升高。垂体门脉血液中黄体生成激素释放激素（LHRH）浓度的波动与 LH 脉冲式释放同步，升高的 LHRH 可能是诱发潮红的原因。四是相关调控的神经递质，包括有 β-内啡肽、去甲肾上腺素、5-羟色胺（5-HT）、免疫反应神经加压素。

3.诊断标准

（1）40岁以上的妇女，月经紊乱或绝经同时出现以下三组症状：①典型的血管舒缩功能不稳定症状，如潮热、汗出、胸闷、心悸等；②精神神经症状，如抑郁、焦虑、烦躁、易激动等；③泌尿生殖道萎缩症状，如阴道干和/或烧灼感、性交痛、尿频尿急、反复泌尿道感染等。

（2）血 FSH 升高或正常，E_2 水平可升高、降低或正常。

4.实验室检查

（1）性激素测定　用于判断卵巢的功能状态。

①血清卵泡刺激素（FSH）及雌二醇（E_2）测定：更年期，亦即绝经过渡期，血清卵泡刺激素（FSH）>10U/L，表明卵巢的储备功能下降。出现闭经后，血清卵泡刺激素（FSH）>40U/L，雌二醇（E_2）<10~20pg/ml，表明卵巢功能衰竭。但由于绝经过渡期性激素水平处于波动状态，因此血清卵泡刺激素（FSH）及雌二醇（E_2）为正常值时，也不能排除更年期的存在。

②抗缪勒管激素（AMH）：低至1.1ng/ml时，提示卵巢储备功能下降；低至0.2ng/ml时，提示即将绝经；绝经后抗缪勒管激素水平一般测不出。

（2）妇科彩超　可以观察到基础状态卵巢的大卵泡数量减少、卵巢体积有所缩小、子宫内膜变薄等。对于阴道不规则流血的患者，需排除器质性病变。

（3）骨密度检查　有助于评估更年期患者有无骨质疏松。

5.鉴别诊断

更年期女性出现月经改变，必要时需要排查子宫内膜病变，药物控制不佳时可进行诊断性刮宫术及子宫内膜病理检查，甚或宫腔镜检查。

更年期女性存在阴道、泌尿道相关症状者，需排查泌尿生殖道的器质性病变。

更年期女性出现心悸、高血压等表现者，需与嗜铬细胞瘤、心血管疾病相鉴别。

更年期女性出现情绪异常，如焦虑易怒、失眠等症状者，需与甲亢及精神疾病相鉴别。

6.西医治疗

（1）心理治疗　多做解释工作，使患者了解更年期是人体正常的生理变化，消除其恐惧与忧虑，同时，应使患者家人更多地了解这一阶段可能出现的症状，在患者发生某些神经功能失调症状时，能够给予同情、安慰与鼓励，让患者能够保持乐观的心态，顺利地度过这一时期。

（2）一般治疗　症状轻微者，经过心理安慰治疗后即可消除。症状明显者，必要时需服用适量的镇静药物，如苯巴比妥、地西泮及利眠宁等。

（3）激素治疗　绝大多数更年期妇女不需要进行激素治疗。如上述治疗无效者，可以进行激素疗法，一般用药3~6个月。

雌激素能够补充卵巢分泌的不足，大剂量使用能够反馈抑制垂体促性腺激素的分泌，但同时可能刺激子宫内膜生长，出现子宫出血。对于大剂量使用雌激素且时间长的患者，应注意子宫内膜癌的发生。对于已绝经的更年期综合征妇女，使用雌激素量应小，以求既达到控制更年期症状又不引起子宫出血之目的。

雄激素能够抑制垂体促性腺激素的分泌，并有蛋白合成的作用，服用后有舒适欣快和镇静的感觉，对消除症状有一定效果。

二、中医概述

（一）病因病机

更年期综合征相当于古籍中的"绝经前后诸证"或"经断前后诸证"。

女性在绝经前后，围绕月经紊乱或绝经，出现的阵发性烘热、汗出、烦躁易怒、情绪不稳、五心烦热、头晕耳鸣、心悸失眠、面浮肢肿，甚或皮肤蚁行感等症状，称为"绝经前后诸证"，亦称"经断前后诸证"。这些症状常常参差出现，轻重不一，持续时间或长或短，短者仅数月，长者可迁延数年。

女子"七七"，肾气衰，天癸竭，冲、任二脉虚损，精血不足，导致人体阴阳失衡；乙癸同源，肾精不足可引起肝失所养，疏泄失常，肝郁气滞；肾阴亏损，阳不潜藏，脉失濡养，脏腑气血不相协调，常常出现悲忧欲哭，少言少语，多疑多虑，记忆力减退，注意力难以集中，寐差多梦，或极易烦躁，甚至喜怒无常等症状。肝肾阴虚，肝郁气滞是女性更年期综合征的主要病机。

尹翠梅认为"脾"在更年期过程中有重要作用，也应予以重视。

（1）脾胃与女子经血的关系

《黄帝内经》云："人之所受气者谷也，谷之所注者胃也，胃者，水谷气血之海也，中焦之所出，亦并胃中，出上焦之后，此所受气者，泌糟粕，蒸津液，化生精微，上注于肺脉，乃化而为血，以奉生身，莫贵于此。"脾胃为气血生化之源，女子经血亦由脾胃所化生。"二阳之病发于心脾，有不得隐曲，女子不月"，说明了脾胃病时，不能转输水谷之精微于脏腑，不能上奉心肺而化为血，气血亏虚则女子不月。金元四大家之一的刘完素指出"天癸既绝，乃属太阴"。脾胃气虚，气血生化乏源，经脉空虚，则冲任失濡。正所谓女子"五七，阳明脉衰"，随着脾胃之气的衰退，气血生化不足，势必影响到肾及冲任二脉，故"七七，任脉虚，太冲脉衰少，天癸竭，地道不通，故形坏而无子也"。因此，脾胃虚弱可引起月经和生殖方面的异常，是导致绝经前后诸证发病的重要因素之一。

（2）脾肾先后天关系

脾为后天之本，肾为先天之本。肾中精气有赖于水谷精微的充养，才能得以不断充盈和成熟，而脾胃化生气血精微，亦须借助于肾阳的温煦功能，正所谓"脾阳根于肾阳"，可见脾肾先后天相互资生为用。李中梓在《医宗必读》中提到："一有此身，必资谷气，谷入于胃，洒陈于六腑而气至，和调于五脏而血生，而人资之以为生者也，故曰后天之本在脾。"有脾胃之气健旺，脏腑气血充盈，以后天养先天，肾气充实，冲任二脉调和，则经血调和。更年期妇女，若素体脾虚，饮食不节、过劳多思，伤及脾气，可导致脾气不健，不能以后天滋养先天，亦不能调节脏腑，平衡气血，故诸症皆生。若脾阳虚日久，损及肾阳，导致脾肾阳虚，则出现泄泻、水肿等症。肾阳虚日久可累及肾阴，而致肾阴阳俱虚。

（3）女子更年期症状与脾胃的关系

叶天士门人秦天一说："今观叶先生案……重在调肝，因女子以肝为先天。阴气凝结，易于怫郁……本病必妨土，故次重脾胃。"脾胃之气的升降活动有赖于肝之气机的通畅，肝对脾胃的升降运化功能有直接的调节作用。更年期妇女脾虚则易肝旺，此所谓土虚木乘，肝失疏泄则症见情绪烦躁，乳房胀痛。所谓气行则血行，气滞则血瘀。肝藏血，肝气郁则疏泄失常，而血海不调；脾统血，脾胃中焦气枢不转则血液不循常道，进而诸症出现，故而见女子月经或先期、或后期、或先后无定期，或崩漏等，经水无至或经乱，或烘热汗出，或情志烦躁，或双乳胀痛等。

此外，在心理因素方面而言，脾主思，思则伤脾。更年期妇女需承受来自于家庭和工作的较大压力，上需赡养陪护父母，下要教育抚养子女，工作上来自新生代的压力增加，极易多思多劳，导致脾的气血受损，使脾失健运。

（二）中医诊断

1.疾病诊断

（1）年龄　发病年龄＞40周岁。

（2）主要症状　月经紊乱或绝经期间出现烘热汗出，或情绪改变。

（3）次要症状　腰疼背痛、头晕耳鸣；或头痛、胁肋疼痛、乳房胀痛；或心悸怔忡、心烦不宁、失眠多梦；或手足心热、口干便秘、阴道干涩灼热、性交痛；或精神萎靡、面浮肢肿、腰背冷痛、形寒肢冷、性欲淡漠、小便清长、夜尿多等。

（4）舌脉　舌淡红或偏红，苔薄白或薄黄，脉细数或沉细。

2.证候诊断

（1）肾虚肝郁证　绝经前后烘热汗出，伴见情志异常（烦躁易怒，或易激动，或易紧张，或郁郁寡欢），腰酸膝软，乳房胀痛，头晕失眠；或胁肋疼痛，咽干口苦；或月经紊乱，量少或多，血色鲜红。舌淡红，苔薄白或腻，脉弦细。

（2）心肾不交证　绝经前后烘热汗出，怔忡心悸，腰膝酸软，失眠多梦，头晕耳鸣，心烦不宁，情绪异常，或月经紊乱，色红量少。舌红，苔薄白或白腻，脉细数。

（3）阴虚火旺证　绝经前后烘热汗出，心烦易怒，面部潮红，手足心热，口干便秘，懊恼不安，坐卧不宁，多梦善惊；月经先期、量少，色红质稠；舌红，少苔，脉细数。

（4）肾阴虚证　绝经前后烘热汗出，口燥咽干，腰膝酸软，头晕耳鸣，失眠多梦；或皮肤瘙痒，尿少便干，月经周期紊乱，月经先期量少或量多，或崩漏。舌红，少苔，脉细数。

（5）肾阳虚证　绝经前后形寒肢冷，头晕耳鸣，腰背冷痛，腰膝酸软，精神萎靡，面色晦暗，性欲淡漠，小便频数或失禁，带下量多；月经紊乱，量多或少，色淡质稀。舌淡，苔白滑或白腻，脉沉细而迟。

（6）肾阴阳两虚证　绝经前后时而畏风怕冷，时而潮热汗出，腰酸膝软，头晕耳鸣，健忘，夜尿频数；月经紊乱，量少或多。舌红，苔薄，脉沉细。

（三）中医治疗

更年期综合征的病机总属阴阳失调，肾阴肾阳不足，但以肾阴虚较为多见，同时存在心、脾功能失调。尹翠梅认为在治疗过程中，不但要"补肾"，同时也应该重视"脾"的作用，重视"化痰湿"。治宜补肾健脾化痰湿。在补肾基础上，辅以疏肝柔肝、清心泻火。

1. 辨证治疗

（1）肾虚肝郁证

治法：补肾疏肝。

方剂：滋水清肝饮合二陈汤加减。

药物组成：柴胡、当归、白芍、炒栀子、茯苓、山药、牡丹皮、泽泻、生地黄、大枣、陈皮、半夏、生甘草。

备注：痰湿重者可改用消食助运方。

（2）心肾不交证

治法：滋肾宁心。

方剂：六味地黄汤合黄连阿胶汤合二陈汤加减。

药物组成：熟地黄、山茱萸、山药、茯苓、牡丹皮、枸杞子、白芍、炒酸枣仁、黄连、黄芩、合欢皮、阿胶。

加减：烦躁不安、易惊醒，加龙骨、牡蛎、磁石；健忘多梦，加琥珀、莲子心。

（3）肾阳虚证

治法：温肾扶阳。

方剂：右归丸合消食助运方加减。

药物组成：山药、菟丝子、山茱萸、淫羊藿、熟地黄、枸杞子、鹿角胶、杜仲、半夏、陈皮、茯苓、生甘草、枳实、生白术、焦三仙、生薏苡仁。

加减：肾阳虚甚者，加肉桂温肾助阳。

（4）阴虚火旺证

治法：滋阴降火。

方剂：知柏地黄汤加减。

药物组成：知母、黄柏、熟地黄、山茱萸、山药、茯苓、牡丹皮、泽泻。

加减：手足心热，加地骨皮清虚热；目赤，加菊花、枸杞子清肝明目。

（5）肾阴虚证

治法：滋肾养阴。

方剂：左归丸加减。

药物组成：熟地黄、山药、山茱萸、茯苓、枸杞子、白芍、炙甘草。

加减：失眠，加夜交藤、合欢皮。

（6）肾阴阳两虚证

治法：阴阳双补。

方剂：二仙汤合二至丸加减。

药物组成：仙茅、仙灵脾、巴戟天、旱莲草、女贞子、菟丝子、当归、制何首乌、生龙骨、生牡蛎、知母、黄柏。

加减：失眠，心慌明显，加合欢皮、百合宁心安神；烦躁不安，加龙齿、牡蛎镇静安神。

2.中成药治疗

（1）左归丸合逍遥丸　可用于治疗肾虚肝郁型更年期综合征患者。

（2）坤泰胶囊　可用于治疗心肾不交型更年期综合征患者。

（3）坤宝丸　可用于治疗肝肾阴虚型更年期综合征患者。

（4）更年安片（胶囊）　可用于治疗肾阴虚的患者。

（5）龙凤宝胶囊　可用于治疗肾阳虚的患者。

3.其它治疗

（1）情志疗法　类似于西医的心理疗法，然中医的情志疗法更为丰富，早在《黄帝内经》中就运用七情相胜结合五行生克规律构建出具有中医特色的情志疗法。《素问·五运行大论》和《素问·阴阳应象大论》指出："怒伤肝，喜伤心，思伤脾，忧伤肺，恐伤肾，怒胜思，喜胜忧，思胜恐，悲胜怒，恐胜喜"。《素问·举痛论》曰："百病生于气也，怒则气上，喜则气缓，悲则气消，恐则气下……惊则气乱……思则气结。"七情分属五脏，五脏与七情、五志之间又存在着相互制约的关系，七情反应太过或不及则可损伤相应之脏。更年期抑郁和焦虑的主要病机为肝失疏泄、脾失健运、心失所养致脏腑气血阴阳失调，病理因素有气、血、痰、火、食六郁，病位主要在肝。所以，在运用情志相胜及五行生克关系疗法过程中，应当注意情志刺激的强度和特异性，否则不但难以达到效果，还会引起相生或相克脏腑的病变。

（2）针灸推拿疗法　中医讲究辨证施治，因此，患者症状和病因病机不同，针灸取穴也有所不同。有一些穴位（如劳宫穴、关元、三阴交、太冲、肾俞等）对更年期的治疗有确切的疗效。

①劳宫：心包经的穴位，且为十二荥穴之一。《难经·六十八难》曰："荥主身热"，谓荥穴能清热。更年期女性之潮热、心烦、汗出的治疗原则为清心热、养心血，劳宫穴可选用。

②关元：任脉和足三阴经的交会穴，是改善女性更年期少腹不适最有效的穴位。有小腹冷痛下坠感，可在关元穴用艾条缓灸，每晚睡前灸治半小时，以小腹内出现温热感为佳。

③三阴交：脾经、肾经、肝经三条经脉的交会穴，是治疗妇科病的要穴。既活血又止血，既养阴血又祛湿热。

④太冲穴：肝经的原穴。采用泻法为主，旨在泻肝火、清肝热，从而达到疏肝解郁之目的。

⑤肾俞穴：足太阳膀胱经穴位，是肾之经气在腰部灌注之处，与肾气直接相通。补肾壮腰，不论肾阳虚还是肾阴虚，均用之有效。

（3）保健方及药膳　早在《金匮要略》中，张仲景就提出了治疗更年期综合征的经典名方"甘麦大枣汤"。将浮小麦30克、炙甘草10克、大枣9枚先用大火煮沸，再用文火煎煮15分钟，睡前服用，连服10天。有养心止汗、宁神除烦、调和脾胃的功效。此方可作为保健方来使用，对更年期多汗的患者有一定的预防保健作用。

三、病案实录

病案一：绝经前后诸症（肾虚肝郁兼痰湿证）

李某，女性，51岁。初诊：2019年3月21日。

【主诉】多汗半年。

【现病史】近半年来烘热汗出，昼夜皆作，伴见烦躁，夜间汗出可醒，不甚烦扰，故来诊。现症见：精神差，面色少华，性急，时有汗出烦热，伴见腰酸膝软，头晕失眠，乳房胀痛，大便不畅，排不净感，小便正常，舌尖红，舌胖大，苔白腻，脉弦细。平素喜食肥甘。

【既往史】闭经半年。否认糖尿病、高血压及其他慢性病病史，否认药物过敏史。

【中医诊断】绝经前后诸症（肾虚肝郁兼痰湿证）。

【西医诊断】更年期综合征。

【辨证分析】闭经半年来多汗、易汗，烘热汗出，烦躁性急，伴见腰困，符合更年期综合征的诊断标准。腰膝酸软，烦躁性急，乳房胀痛，辨为肾虚肝郁证。舌胖大，苔白腻为内有痰湿之象，系兼有痰湿。平素喜食肥甘，且大便有排不净感，亦为痰湿内滞之象。

【治法】补肾清肝兼化痰湿。

【处方】消食助运方加减。

半夏9g、陈皮12g、茯苓12g、枳实10g、白术10g、焦四仙各10g、生薏苡仁10g、泽兰10g、生甘草6g、熟地黄10g、怀牛膝10g、桑寄生30g、川楝子10g、栀子10g、淡豆豉10g。7剂，水煎服，日1剂，早晚分服。

二诊：2019年3月28日。精神、面色好转，大便涩滞感改善，仍有烘热汗出，但身烦躁憋胀感明显改善，寐差多梦，舌胖大，苔白腻（较前变薄），脉滑迟沉。

【辨证分析】身烦躁憋胀感等肝郁症状明显改善，效不更方。但仍有烘热汗出及舌苔白腻之象，故加远志安神，交通心肾；茯神宁心健脾渗湿。

【治法】补肾化痰湿。

【处方】消食助运方加减。

上方加远志10g、茯神30g。7剂，水煎服，日1剂，早晚分服。

三诊：2019年4月4日。仍有烘热汗出，但较前减轻，精神愉悦，睡眠明显改善，仍觉腰困，舌胖大，苔薄腻，脉滑迟沉。

【辨证分析】痰湿已去大半，肾虚仍显，加强补肾及化痰湿之力。

【处方】六味地黄汤合二陈汤加减。

熟地黄24g、山萸肉12g、山药12g、牡丹皮9g、泽泻9g、茯苓9g、半夏9g、陈皮12g、生甘草6g、砂仁3g、怀牛膝10g、桑寄生30g、茯神30g。7剂，水煎服，日1剂，早晚分服。

后随访，烘热汗出明显减轻。

病案二：绝经前后诸症（痰湿内阻，脾肾两虚证）

杨某，女性，52岁。初诊：2019年6月14日。

【主诉】头晕、头闷、头重如裹、烘热汗出加重1周。

【现病史】近1年月经紊乱，经量或多或少，日期不定。现停经3个月，烘热汗出，近1周天热，头晕，头闷，头重如裹，眼睑浮肿，下肢憋胀，腰膝酸软，虚烦不眠，痰黏，大便偏稀，一日2次，胸部憋闷不舒，善叹息，时有心悸。舌体胖大，齿痕重，苔白厚滑腻，脉沉滑，舌下瘀斑。

【既往史】否认药物过敏史。

【辅助检查】性激素：血FSH正常，E_2水平轻度降低。

【中医诊断】绝经前后诸症（痰湿内阻，脾肾两虚证）。

【西医诊断】更年期综合征。

【辨证分析】年过五旬，月经紊乱，烘热汗出1年，系绝经前后诸症。头闷，头重如裹，眼睑浮肿，下肢憋胀，痰黏胸闷系痰湿内阻之象。眼睑浮肿，下肢憋胀，腰膝酸软，为脾肾两虚，水湿上泛之象。舌脉亦为痰湿之象，故诊断为痰湿内阻，脾肾两虚证。

【治法】健脾助运化痰，补肾理气化滞。

【处方】消食助运方加减。

半夏9g、陈皮12g、茯苓12g、枳实10g、白术10g、焦四仙各10g、生薏苡仁10g、泽兰10g、熟地黄10g、淫羊藿10g、枸杞子10g、延胡索10g、川芎12g、胆南星10g、知母6g。7剂，水煎服，日1剂，早晚分服。

服上方7剂后，头晕头闷及烘热汗出症状明显好转。后继服上方10剂，症状基本消失。

四、诊疗品析

【病案一品析】该案患者年过五十，闭经半年，女子"七七，任脉虚，太冲脉衰少，天癸竭"，已出现腰膝酸软等肾虚之证，故用熟地黄补肾填精，怀牛膝、桑寄生强腰膝壮筋骨；烦躁性急，乳房胀痛，故用金铃子散（延胡索、川楝子）调达肝气；汗出烦热，昼夜难眠，故用栀子豉汤（栀子、淡豆豉）除烦热助睡眠。二诊时，精神面色好转，大便涩滞感改善，仍有烘热汗出，但身烦躁憋胀感明显改善，寐差多梦，结合舌脉，在前方基础上加用远志、茯神。远志祛痰开窍、安神益智，有助于化痰。茯神宁心安神，与远志合用加强改善睡眠的效果。三诊时，自觉烘热汗出较前减轻，精神愉悦，睡眠明显改善，舌胖大，苔薄腻，脉滑迟沉，痰湿之象已明显减轻，遂改消食助运方为六味地黄汤加二陈汤，减轻化痰湿之力，加大补肾效果以改善更年期症状。

【病案二品析】痰湿中阻，脾不升清，湿性重浊，故有头闷、头重之象，甚则头重如裹；病证日久，愠蒙心窍，心阳受伤，水饮凌心，故胸部憋闷，喜叹息，时有心悸；脾肾阳虚，水泛不运，故眼睑及下肢浮肿；正值更年期，气滞血瘀，冲任失调，月经紊乱，郁而化热而致烘热汗出；久病肝郁气虚，脾阳不运，痰湿内生愈重，很易再变他证，舌大，苔滑腻，脉沉滑，舌下瘀斑，若痰湿不祛，将相伴愈久。尹翠梅在消食助运方的基础上加用熟地黄、淫羊藿。熟地黄性甘微温，归肝肾经，养血滋阴，补精益髓；淫羊藿祛风除湿、强筋健骨，现代药理研究认为，淫羊藿可以调节内分泌，可以提高人体的免疫功能，能够促进人体内性激素的分泌，有防止女性内分泌的失调之功效；枸杞子滋补肝肾填精；延胡索、川芎活血行气；胆南星清化痰热，加强了消食助运方中化痰之力，并能预防痰湿郁久化热；知母泄肾经之火。全方化痰燥湿不致伤阴，滋阴补肾而不助湿，共达脾运健、痰湿祛、肾水补、郁滞消之目的。

（任海霞）

第三节　肥胖症

肥胖症是指机体脂肪总含量过多和/或局部含量增多及分布异常。临床中，根据病因可分为单纯性肥胖和继发性肥胖，其中，占95%的单纯性肥胖因没有明显的原发病而成为临床研究的难点。轻度肥胖症多无症状，较为严重的肥胖症患者可以有胸闷、气急、胃纳亢进、便秘腹胀、关节痛、肌肉酸痛、易疲劳，以及焦虑、抑郁等表现。与欧美国家相比，中国人的体脂分布具有一定的特殊性，表现为肥胖程度较轻，而体脂分布趋于向腹腔内积聚，即易形成腹型肥胖。

一、西医概述

1.流行病学

《中国居民营养与慢性病状况报告（2015年）》显示，2012年全国18岁及以上成人超重率为30.1%，肥胖率为11.9%，而6~17岁儿童和青少年超重率为9.6%，肥胖率为6.4%。《柳叶刀》公布的数据显示，2014年全球肥胖人数达6.41亿，其中，中国肥胖女性为4640万、肥胖男性为4320万。

2.病因病机

肥胖症病因复杂，是遗传因素、环境因素等多种因素相互作用的结果。肥胖的发生存在遗传异质性，近年来又发现了数种单基因突变所致肥胖，如瘦素基因、瘦素受体基因、阿片-促黑素细胞可的松原基因突变等。环境因素中，饮食因素，能量和脂肪摄入过多；体力活动减少；其他因素，如文化程度低的人易发生超重和肥胖。另外，胎儿期母体营养不良，或出生时低体重婴儿，在成年后饮食结构发生变化时，也容易发生肥胖症。

3.诊断标准

临床上采用体重指数（BMI）作为判断肥胖的常用简易指标（表3-1）。而中心型肥胖常用腰围衡量（表3-2）。

表3-1　BMI值诊断肥胖的标准

分类	BMI值（kg/m²）
肥胖	≥28.0
超重	24.0~<28.0
体重正常	18.5~<24.0
体重过低	<18.5

表3-2　腰围诊断中心型肥胖的标准

分类	男性腰围（cm）	女性腰围（cm）
中心型肥胖前期	85~<90	80~<85
中心型肥胖	≥90	≥85

腰围测量方法：被测量者取立位，测量腋中线肋弓下缘和髂嵴连线中点

的水平位置处体围的周径。

患者体质指数BMI≥27.5kg/m²，腰围≥80cm，可诊断为肥胖症。

4.实验室检查

皮质醇测定、甲状腺功能测定、葡萄糖测定、血脂检测等实验室检查项目，用于排除继发性肥胖症。

5.鉴别诊断

肥胖症诊断确定后需结合病史、体征及实验室检查等排除继发性肥胖症。

（1）皮质醇增多症　主要临床表现有向心性肥胖、满月脸、多血质、紫纹、痤疮、糖代谢异常、高血压、骨质疏松等。需要测定血、尿皮质醇，根据血、尿皮质醇水平、皮质醇节律及小剂量地塞米松抑制试验结果等加以鉴别。

（2）甲状腺功能减退症　可能由于代谢率低下，脂肪动员相对较少，且伴有黏液性水肿而导致肥胖。可表现为怕冷、水肿、乏力、嗜睡、记忆力下降、体重增加、大便秘结等症状，需测定甲状腺功能以助鉴别。

6.西医治疗

原发性肥胖症的治疗原则：首选以行为、饮食及运动等生活方式干预为主的非药物治疗，强调个体化，必要时辅以药物或手术治疗；各种合并症及并发症应给予相应处理，从而减少糖尿病、心脑血管疾病及各种合并症的发生。

（1）药物治疗　以下情况可考虑药物治疗。

①食欲旺盛，餐前饥饿难忍，每餐进食量较多。

②合并高血糖、高血压、血脂异常和脂肪肝。

③合并负重关节疼痛。

④肥胖引起呼吸困难或有阻塞性睡眠呼吸暂停综合征。

⑤BMI≥24kg/m²，且有上述并发症情况。

⑥BMI≥28kg/m²，不论是否有并发症，经过3个月的单纯饮食方式改善和增加活动量处理仍不能减重5%，甚至体重仍有上升趋势者。

（2）代谢手术治疗　一般状况较好，手术风险较低，经生活方式干预和药物治疗不能很好控制体重的程度严重的肥胖患者，或出现与肥胖相关的代谢紊乱综合征，如2型糖尿病、心血管疾病、脂肪肝、脂代谢紊乱、睡眠呼吸暂停综合征等，且预测减重有效，可以考虑代谢手术治疗，但代谢手术治疗需遵循相关指南的适应证。

二、中医概述

早在《黄帝内经》中就记载了中医对肥胖症的认识，称其为"肥贵人""肥人""肥白人"。《素问·通评虚实论》提到："肥贵人，则膏粱之疾也。"东汉许慎《说文解字》中云："肥，多肉也""胖，半体肉也"，将肥胖解释为多肉。

（一）病因病机

尹翠梅认为禀赋不足、饮食失度、劳逸失常、情志失调为肥胖的病因，脾虚痰湿是肥胖发生发展的重要病机。《素问·灵兰秘典论》："脾胃者，仓廪之官，五味出焉。"《素问·厥论》云："脾主为胃行其津液也。"叶天士在《临证指南医案》中云："但湿从内生者，必其人膏粱酒醴过度。"《脾胃论》云："脾胃俱旺，则能食而肥，脾胃俱虚，则不能食而瘦或少食而肥，虽肥而四肢不举。"脾胃为气机升降之枢，脾胃中气升降失调，导致水谷精微物质运化障碍，转化成膏脂痰浊。脾脏虚损，运化失常，则水湿停聚，脾虚湿阻，而致肥胖。脾失健运，痰浊郁于中焦，阻滞气机，肝气失疏则成肝郁气滞之证。肝气不畅，成气滞血瘀之证。脾胃虚损，湿浊内生，湿蕴日久，化热化痰，则成胃热湿阻之证。水湿久踞，以致肾阳虚衰不能温养脾阳，而致脾肾阳虚之证。病程日久，痰热耗伤肝肾之阴，而成阴虚内热之证。因此，肥胖症的病位首先考虑为脾胃，属本虚标实之证，脾虚为本，痰湿为标。痰湿既是肥胖的病理产物，又是致病因素，两者互为因果，可促使病情的发生发展。

（二）中医诊断

1.疾病诊断

（1）体重　体重超出标准体重【标准体重(kg)=［身高(cm)−100］×0.9 (Broca标准体重)】20%以上；或体重质量指数【体重质量指数=体重(kg)/身高^2(m^2)］】超过24为肥胖，排除肌肉发达或水分潴留因素，即可诊断为肥胖症。

（2）发病特点　有体质因素或家族史。常有长期过嗜醇酒厚味或久坐少动等不良生活方式。

（3）临床表现　初期轻度肥胖仅体重增加20%～30%，常无自觉症状。中重度肥胖常见伴随症状，如神疲乏力、少气懒言、气短气喘、腹大胀满等。

（4）除外特殊人群　应排除健美和举重运动员等特殊人群的非脂肪堆积性体重超重，以及肢体水肿、胸水、腹水引起的体重增加。

2.证候诊断

（1）脾虚湿阻证　肥胖，浮肿，疲乏，无力，肢体困重，尿少，纳差，腹满，动则气短，舌质淡红，苔薄腻，脉沉细或细滑。

（2）胃热湿阻证　肥胖，消谷善饥，肢重困楚，口渴喜饮，大便秘结，舌质红，苔腻微黄，脉滑或数。

（3）肝郁气滞证　肥胖，胸胁胀满，胃脘痞胀，月经不调，失眠多梦，精神抑郁或烦燥易怒；亦可伴有大便不畅，舌淡红或偏红，苔白或薄腻，脉弦细。

（4）气滞血瘀证　肥胖，胸胁作痛，痛有定处，脘腹胀满，月经不调或闭经，经血色暗有块，舌质紫暗或有瘀斑瘀点，苔薄，脉弦或弦涩。

（5）痰浊中阻证　肥胖，头晕头胀，头重如裹，昏昏欲睡，口黏或甜，胸膈满闷，脘腹痞胀，肢体困重，动则更著，大便不爽，舌淡，苔白腻或黄腻，脉滑。

（6）脾肾阳虚证　肥胖，畏寒肢冷，疲乏无力，腰膝酸软，面目浮肿，腹胀便溏，舌淡，苔薄或薄腻，脉沉细无力。

（7）阴虚内热证　肥胖，头昏眼花，头胀头痛，腰膝酸软，五心烦热，低热，舌红苔少或无苔，脉细数微弦。

（三）中医治疗

1.辨证治疗

（1）脾虚湿阻证

治法：健脾利湿。

方剂：二陈汤加减。

药物组成：陈皮、茯苓、半夏、甘草、厚朴、黄芪、白术、防己、桂枝。

加减：乏力明显，加党参补气；腹胀而满，加厚朴、枳壳理气散结；纳差，加佛手、生山楂理气开胃；伴气虚推动无力而致血瘀，加桃仁、红花、川芎、益母草活血化瘀。

（2）胃热湿阻证

治法：清热利湿。

方药：二陈汤合防风通圣散加减。

药物组成：陈皮、茯苓、生石膏、川芎、黄芩、栀子、防风、连翘、决明子。

加减：头胀明显，加野菊花；口渴，加荷叶；大便秘结，加芒硝。

（3）肝郁气滞证

治法：疏肝理气。

方药：二陈汤合大柴胡汤加减。

药物组成：陈皮、茯苓、柴胡、白芍、黄芩、半夏、枳实、大黄、甘草。

加减：气郁重，加香附、郁金、川芎；腹胀重，加厚朴；月经后期或闭经，加桃仁、川芎、乳香、没药；失眠多梦，加白薇、夜交藤。

（4）气滞血瘀证

治法：理气活血。

方药：二陈汤合桃红四物汤加味。

药物组成：陈皮、茯苓、半夏、桃仁、红花、白芍、当归、川芎、熟地黄。

加减：气滞为主者，如胸胁胀痛、脘腹胀满，加香附、枳壳、柴胡、川楝子；月经后期或闭经者，改白芍为赤芍，加乳香、没药、益母草；痛经者，加延胡索理气活血止痛，加甘草配白芍缓急。

（5）痰浊中阻证

治法：化痰祛湿。

方药：二陈汤加减。

药物组成：半夏、陈皮、茯苓、竹茹、枳壳、泽泻、甘草。

加减：头晕胀重如裹，昏昏欲睡较重，加藿香、佩兰、石菖蒲；食欲亢进，加黄芩；伴畏寒，加桂枝；伴乏力明显，加生黄芪。

（6）脾肾阳虚证

治法：温肾健脾。

方药：二陈汤合真武汤加减。

药物组成：制附子、茯苓、白术、白芍、陈皮、生姜。

加减：腰膝酸软明显，加牛膝；动则喘作，重用黄芪，加泽泻；便溏腹胀突出，加佛手。

（7）阴虚内热证

治法：滋阴清热。

方药：二陈汤合一贯煎加减。

药物组成：陈皮、茯苓、生地黄、枸杞子、沙参、麦冬、川楝子、当归、白薇、荷叶。

加减：热象明显，加黄柏、知母；气滞明显，加枳壳、山楂。

三、病案实录

病案一：肥胖（脾虚湿阻证）

李某，女性，31岁。初诊：2020年7月21日。

【主诉】体重增加11年，加重半年。

【现病史】近11年来，自觉体重逐渐增加，最近半年体重增加尤甚。自觉乏力，肢体困重，嗜睡，二便调，舌胖大，苔白，有齿痕，脉沉。

【既往史】否认药物过敏史。

【辅助检查】

①实验室检查：血尿酸460μmol/L、ALT 53.4U/L、ALP 117.0U/L、GGT 84.15U/L、TRAb 10.05IU/L、Anti-TPO 761.9IU/ml、TSH 0.006mIU/L、T_3 2.92nmol/L、T_4 193.86nmol/L、FT_3 8.26pmol/L、FT_4 17.77pmol/L。血常规无明显异常。

②甲状腺彩超：双侧甲状腺弥漫性肿大——符合桥本氏病变。

③颈动脉、前列腺彩超：无明显异常。

④骨密度：骨量减少。

⑤体格检查：身高168cm，体重70kg，BMI 24.80kg/m^2，头面部散见大米至蚕豆大小丘疹、囊肿、结节，色红，部分有触感，无明显破溃。

【中医诊断】肥胖（脾虚湿阻证）

【西医诊断】肥胖症，面部痤疮，桥本氏病（甲亢期），高尿酸血症，骨量减少。

【辨证分析】素体脾虚，饮食失宜，损伤脾胃，脾胃功能失调，则不能化生水谷精微，充养全身，津液输布失常，痰湿内聚，膏脂停聚于全身，故见体重增加。痰湿郁久阻滞气血，则成痰湿血瘀互结。湿热郁于皮毛，则见头面部丘疹、囊肿等。舌胖大，苔白，有齿痕，脉沉为脾虚之征。

【治法】健脾利湿。

【处方】二陈汤加减。

陈皮12g、茯苓20g、麸炒白术10g、鸡内金30g、炒莱菔子10g、麸炒枳实12g、焦山楂10g、焦六神曲10g、炒麦芽10g、清半夏9g、甘草6g。7剂，水煎服，日1剂，早晚分服。

二诊：2020年7月29日。乏力轻，二便调，体重减轻1.5kg。舌红，苔白厚，齿痕减轻，脉沉细。

【辨证分析】体重减轻，但苔白厚较前明显，提示胃肠湿浊壅盛仍在，故去鸡内金、炒莱菔子，加泽泻、薏苡仁利水渗湿，降通浊气。

【处方】上方去鸡内金、炒莱菔子，加泽泻10g、薏苡仁20g。7剂，水煎服，日1剂，早晚分服。

后随访，诸症减轻。嘱患者适宜饮食，加强锻炼。

病案二：肥胖（阴虚内热证）

张某，女性，55岁。初诊：2020年1月10日。

【主诉】体重增加2年，伴潮热、盗汗3个月余。

【现病史】2年前无明显诱因体重增加，曾于当地医院住院检查，排除其他相关继发性肥胖。现症见：形体肥胖，自汗，盗汗，头晕，口苦，口干，失眠，偶有五心烦热，心悸，胸闷，夜尿频多，大便1次/日，舌红，苔少，舌下瘀，脉沉细略数。

【辅助检查】

①实验室检查：空腹血糖5.35mmol/L、空腹胰岛素9.76uiu/ml、HbA1c 5.6%、总胆固醇4.26mmol/L、甘油三酯1.58mmol/L、高密度脂蛋白1.15mmol/L、低密度脂蛋白3.25mmol/L。

②彩超：甲状腺彩超示甲状腺双侧叶结节；颈动脉彩超示双颈动脉内膜不光滑，左侧颈动脉内膜增厚。

③体格检查：身高158cm，体重70kg，BMI 28.04kg/m²。甲状腺触诊：甲状腺结节。

【中医诊断】肥胖（阴虚内热证）。

【西医诊断】肥胖，更年期综合征，甲状腺结节。

【辨证分析】更年期妇女，脾胃肝肾功能失调。脾主运化，胃主受纳，肝主气机，肾主蒸化。脾胃运化失常，膏脂停聚全身，故见肥胖；胃不和则卧不安，故见失眠；津液输布失常，导致痰湿内生，郁久化热，痹阻心阳，故见心悸胸闷；热伤津耗气，故见口干、自汗、盗汗；肝肾阴虚，故见头晕、失眠。舌红，苔少，舌下瘀，脉沉细略数乃阴虚内热之征。

【治法】滋阴清热。

【处方】二陈汤合一贯煎加减。

陈皮12g、茯苓20g、沙参10g、枸杞子30g、麦冬10g、当归6g、生地黄10g、丹参30g、焦山楂10g、焦六神曲10g、炒麦芽10g、甘草3g。7剂，水煎服，日1剂，早晚分服。

二诊：2020年1月17日。自汗、盗汗明显减轻，口干、口苦稍减，精神好转，纳眠改善，心悸、胸闷消失，二便调，舌红，苔薄黄，脉沉细。体重减轻2.0kg。

【辨证分析】纳眠改善，心悸、胸闷消失，效不更方，去健脾消食之焦山楂、焦六神曲、炒麦芽，去行气活血之丹参，加天冬以助滋阴清热之力。

【处方】上方去焦山楂、焦六神曲、炒麦芽、丹参，加天冬10g。7剂，水煎服，日1剂，早晚分服。

三诊：2020年1月25日。诸症均好转，体重较初诊下降3.0kg。舌红，苔薄黄，脉沉细。效不更方，继用前方7剂。

【处方】上方，7剂，水煎服，日1剂，早晚分服。

后随访，诸症缓解，嘱患者适宜饮食，加强锻炼。

四、诊疗品析

【病案一品析】肥胖以脾虚为本，内湿由脾虚而生，脾主运化，输布水谷精微，升清降浊，脾虚运化失司，水谷不为精微，反成水湿。治疗以健脾祛湿为主旨。本案因体重增加就诊，病本在脾，虚实夹杂，治以二陈汤为基础，该方不温不燥，不寒不凉，且具舒畅气机之功。胃以通为补，故加枳实、山楂、神曲、麦芽理气导滞，泽泻、薏苡仁利水渗湿。药证相符，故仅二诊而取效，终以调补脾胃而收全功。方虽平淡，但除陈疴。

【病案二品析】更年期妇女，情绪不畅，肝失条达，肝木克脾，脾胃虚弱，运化失司，水谷不为精微，反成水湿，聚于体内，故见肥胖。"六腑以通为顺"，治以行气健脾，消食导滞，方以二陈汤行气健脾，焦山楂、焦六神曲、炒麦芽消食祛积，待积滞去，胃腑安，则眠佳。病变过程中，气郁久而化热伤阴，而见潮热、盗汗、头晕等一派肝肾阴虚之象，故合一贯煎滋阴清热。

【小结】

尹翠梅认为禀赋不足、饮食失度、劳逸失常、情志失调为肥胖的主要病因，脾虚痰热、瘀血内停是肥胖的重要病机，从脾论治为肥胖的主要治则。在此基础上，尹翠梅还强调中医"整体观念"在肥胖治疗中的重要性。治疗肥胖首先要强调肥胖和其他疾病之间的相关性，如血脂、血糖的变化，以及是否有冠心病、脂肪肝等。药物治疗的同时要重视对患者的身心干预，如调整患者的饮食方式，少吃肥甘、醇酒、厚味或煎炸油腻之物，适当增加水果、蔬菜等的摄入，不可暴饮暴食等，保持科学规律的体育运动，提高生活质量，提升自信心。

（郭晓霞）

第四节 多囊卵巢综合征

一、西医概述

1.流行病学

多囊卵巢综合征（polycystic ovary syndrome，PCOS）是女性常见的一种内分泌和代谢紊乱疾病，在育龄期女性中发病率约为5%~10%。PCOS的临床表现不一，以持续无排卵或稀发排卵、高雄激素血症、胰岛素抵抗为主要特征；

以月经紊乱、不孕、多毛、肥胖为主要临床表现。多囊卵巢综合征患者往往合并有排卵障碍性不孕，约占排卵障碍性不孕症的75%，占不孕症的20%~25%，并呈逐年增多的趋势。

2.病因病机

现代医学对于多囊卵巢综合征的病因认识尚不明确，20世纪70年代认为与肾上腺过度分泌雄激素有关，20世纪90年代提出部分遗传基因缺陷可能是本病的病因，目前对于PCOS的病因仍未明确，多考虑是由于遗传因素和环境因素相互作用所致。有家族肥胖史、多囊卵巢综合征病史者，发病率较普通人群高；饮食、睡眠不规律，有可能导致多囊卵巢综合征的发生，或加重多囊卵巢综合征的病情。多种因素导致下丘脑—垂体—肾上腺、下丘脑—垂体—卵巢轴的内分泌紊乱，引发月经失调与排卵障碍。

3.诊断标准

2018年中华医学会妇产科学会内分泌学组及指南专家组提出多囊卵巢综合征中国诊疗指南诊断标准：

（1）育龄期及围绝经期PCOS的诊断　根据2011年中国PCOS的诊断标准，采用以下诊断名称：①疑似PCOS：诊断的必需条件为月经稀发或闭经或不规则子宫出血。另外，再符合下列两项中的一项：高雄激素临床表现和（或）高雄激素血症；超声下表现为多囊卵巢（polycystic ovary，PCO）：B超见一侧或双侧卵巢直径2~9mm的卵泡≥12个，和（或）卵巢体积≥10cm³。②确诊PCOS：具备上述疑似PCOS诊断条件，并且排除其他可能引起高雄激素血症的疾病和引起排卵异常的疾病。

（2）青春期PCOS的诊断　必须同时符合以下3个指标：①初潮后月经稀发持续至少2年或闭经；②高雄激素的临床表现和（或）高雄激素血症；③超声下卵巢表现为PCO。同时，应排除其他疾病，如库欣综合征、非经典型先天性肾上腺皮质增生、卵巢或肾上腺分泌雄激素的肿瘤、功能性下丘脑性闭经、甲状腺疾病、高泌乳素血症、早发性卵巢功能不全等。

4.实验室检查

（1）高雄激素血症　血清总睾酮水平正常或轻度升高，通常不超过正常范围上限的2倍；可伴有雄烯二酮水平升高，脱氢表雄酮（DHEA）、硫酸脱氢表雄酮水平正常或轻度升高。

（2）抗缪勒管激素　PCOS患者的血清抗缪勒管激素（anti-Müllerianhormone，AMH）水平较正常明显增高。

（3）其他生殖内分泌激素　非肥胖PCOS患者多伴有LH/FSH≥2。20%~35%的PCOS患者可伴有血清催乳素（PRL）水平轻度增高。

（4）代谢指标的评估　口服葡萄糖耐量试验（OGTT），空腹胰岛素指标测定，血尿酸测定，肝功能检查等。

（5）其他内分泌激素　酌情选择甲状腺功能、皮质醇、肾上腺皮质激素释放激素（ACTH）、17-羟孕酮测定。

5.鉴别诊断

（1）高雄激素血症或高雄激素症状的鉴别诊断

①库欣综合征：是由多种病因引起的以高皮质醇血症为特征的临床综合征。约80%的患者会出现月经周期紊乱，并常出现多毛体征。根据测定血皮质醇水平的昼夜节律、24小时尿游离皮质醇、小剂量地塞米松抑制试验可确诊库欣综合征。

②非经典型先天性肾上腺皮质增生（NCCAH）：占高雄激素血症女性的1%~10%。临床主要表现为血清雄激素水平和（或）17-羟孕酮、孕酮水平的升高，部分患者可出现超声下的PCOM及月经紊乱。根据血基础17α羟孕酮水平≥6.06nmol/L（即2ng/ml）和ACTH刺激60分钟后17α羟孕酮反应≥30.3nmol/L（即10ng/ml）可诊断NCCAH。

③卵巢或肾上腺分泌雄激素的肿瘤：患者快速出现男性化体征，血清睾酮或DHEA水平显著升高，如血清睾酮水平高于5.21~6.94nmol/L（即150~200ng/dl）或高于检测实验室上限的2.0~2.5倍。可通过超声、MRI等影像学检查协助鉴别诊断。

④其他：药物性高雄激素血症须有服药史。特发性多毛有阳性家族史，血睾酮水平及卵巢超声检查均正常。

（2）排卵障碍的鉴别诊断

①功能性下丘脑性闭经：通常血清FSH、LH水平低或正常、FSH水平高于LH水平，雌二醇相当于或低于早卵泡期水平，无高雄激素血症，在闭经前常有快速体质量减轻或精神心理障碍、压力大等诱因。

②甲状腺疾病：根据甲状腺功能测定和抗甲状腺抗体测定可诊断。建议

疑似PCOS的患者常规检测血清促甲状腺激素（TSH）水平及抗甲状腺抗体。

③高PRL血症：血清PRL水平升高较明显，而LH、FSH水平偏低，有雌激素水平下降或缺乏的表现，垂体MRI检查可能显示垂体占位性病变。

④早发性卵巢功能不全（POI）：主要表现为40岁之前出现月经异常（闭经或月经稀发）、促性腺激素水平升高（FSH>25U/L）、雌激素缺乏。

6.西医治疗

调整月经周期、促进机体受孕、降低体内雄激素含量、增加机体对胰岛素的敏感性，严重者采用手术治疗及辅助生殖技术。

（1）促排卵治疗　常用药物包括氯米芬、促性腺激素、促性腺激素释放激素类似物。

（2）降低雄激素　目前临床采取口服高效避孕药，如炔雌醇环丙孕酮片（达英-35）或去氧孕烯炔雌醇片（妈富隆）达到降低雄激素之目的。

（3）改善胰岛素抵抗　常选用二甲双胍或噻唑烷二酮类。

（4）手术治疗　主要用于药物治疗无效的患者。可选用卵巢楔形切除术、腹腔镜下卵巢打孔术、超声引导下未成熟卵泡穿刺术，超声引导下卵巢基质水凝术或电凝术等方法。

（5）辅助生殖　体外受精胚胎移植技术为人类治疗不孕提供了新的治疗方法。

二、中医概述

（一）病因病机

中医学并无多囊卵巢综合征之病名，但其症状散见于中医古籍中"肥胖""月经后期""闭经""不孕"。多囊卵巢综合征的临床特征与《傅青主女科·种子》中"妇人有身体肥胖，痰涎甚多，不能受孕者"描述极为符合，都表现为形体肥胖、月经失调、不孕等。朱丹溪在《丹溪心法》中云："若是肥盛妇人，禀受甚厚，恣于酒食之人，经水不调，不能成胎，谓之躯脂满溢，闭塞子宫，宜行湿燥痰。""痰积久聚多，随脾胃之气以四溢，则流溢于胃肠之外，躯壳之中，经络为之壅塞，皮肉为之麻木，甚至结成窠囊，牢不可破，其患因不一矣。"明代万全所著《万氏妇人科》云："惟彼肥硕者，膏脂充满，元室之户不开，挟痰者，痰涎壅滞，血海之波不流，故有过期而经始行，或数月经一行，及为浊，为带，为经闭，为无子之病。"《妇科切要》载："肥白妇人，经闭而不通者，必是痰湿与脂膜壅塞之故也"。由上所述，可见肥胖"痰湿"在多囊卵巢综合征的发病中起着重要作用。

从中医角度讲，肥胖的发生分为两类原因：水谷精微的堆积过剩；病理性痰湿内停。脾胃为后天之本，主运化水谷，四肢百脉皆赖以充养，则"筋骨劲强、肌肉壮满"。张志聪曰："中焦之气，蒸津液化，其精微溢于外则皮肉膏肥，余于内则膏脂丰满"。《内经》云："亢则害"，精微过盛，则气化不足，堆积体内而变生他病。而临床上更为多见的是脾虚不能运化水湿，水湿凝聚为痰饮所致。若嗜食肥甘厚味，或久坐，或思虑劳倦损伤脾胃功能，水湿不能正常输布，形成了痰饮脂膏等病理产物，脂膏停于分肉、皮腠、肓膜而致肥胖。张景岳云"盖痰即水也，其本在肾，其标在脾"，肾主水，为一身阴阳之根本，肾中阳气蒸腾气化功能正常，则水液流动正常，若肾阳不足，气化失权，水液输布失常，水湿停聚，化为痰饮脂浊，发为肥胖。现代社会环境复杂，竞争压力大，生活节奏快，长期紧张、焦虑等不良情绪，导致肝气郁结，肝失疏泄，或暗耗气血，或横犯脾土，影响化源，终致血海乏源，从而影响月经与生殖，这也成为肥胖型多囊卵巢综合征发病的一个重要的因素。

尹翠梅经过长期临床观察认为：①随着现代生活节奏的加快，生活和工作中的压力剧增，越来越多的女性表现出或焦虑、或抑郁、或紧张、或心烦、或易怒，长期情志不遂，肝气不舒，横逆犯脾，木郁克土，致脾虚气弱，津液聚湿成痰；②随着生活条件的改善，现代人过食肥甘厚味、生冷刺激之物，损伤脾胃，脾胃受损，运化失司，水谷精微郁积，生痰生湿；③现代女性多久坐久卧，缺乏运动，《素问·宣明五气篇》"久卧伤气，久坐伤肉"，周身气机不畅，导致津液输布障碍，水湿停聚，聚而为痰饮。脾胃健运，能运化水谷产生精微物质，转化为女性正常生理功能所必须的精、气、血；脾失健运，水液输布失常，湿聚为水，水停成饮，饮凝成痰，痰湿浸渍分肉、皮腠、肓膜，发为肥胖。痰湿脂膜下注，壅滞冲任，影响气血运行，血海不能按时满溢，遂致月经愆期，甚至闭经；脂浊闭塞胞宫，故经闭而无子。

尹翠梅认为多囊卵巢综合征以脾虚为本，或兼肝郁气滞，或兼痰瘀阻滞，或兼肾阳亏虚，将多囊卵巢综合征分为脾虚气滞兼痰瘀证、脾肾两虚兼痰瘀证。

（二）中医诊断

1.疾病诊断

（1）月经后期　月经周期推迟＞7天，连续发生≥2个月经周期，甚至3~5个月一行，可伴有经量或经期的异常。

（2）闭经　女子年逾16岁月经仍未来潮，或已建立规律的月经周期后又停经6个月以上者，或者根据自身月经周期计算停经＞3个周期者。

（3）不孕症　女子与配偶同居1年，正常性生活，未采取避孕措施而未孕者；或曾有过妊娠，未避孕1年而未再受孕者。

2.证候诊断

（1）脾虚气滞兼痰瘀证　乏力，头晕体胖，经期错后，量少，色淡，或月经停闭数月，肢倦神疲，食欲不振，脘腹胀闷，大便溏薄，面色淡黄，舌淡胖有齿痕，苔白腻，脉缓弱。

（2）脾肾两虚兼痰瘀证　乏力，头晕体胖，经来量少，不日即净，或点滴即止，血色淡暗，质稀，腰酸腿软，头晕耳鸣，小便频数，舌淡，苔薄，脉沉细。

（三）中医治疗

中医治疗多囊卵巢综合征以整体辨证立法，运用中药多系统调理、多靶点作用治疗。

1.脾虚气滞兼痰瘀证

治法：健脾理气、化痰逐瘀。

方剂：二陈汤合逍遥散加减。

药物组成：陈皮、半夏、党参、茯苓、炒白术、炙甘草、藿香、苏梗、佩兰、柴胡、枳壳、薄荷、木香、益母草、泽兰、地龙。

2.脾肾两虚兼痰瘀证

治法：健脾补肾、化痰逐瘀。

方剂：二陈汤合温经汤加减。

药物组成：陈皮、半夏、地黄、山茱萸、茯苓、当归、川芎、党参、桂枝、菟丝子、巴戟天、益母草、泽兰、地龙。

三、病案实录

病案一：月经稀发（脾虚气滞兼痰瘀证）

张某，女性，25岁，未婚。初诊：2020年6月18日。

【主诉】月经紊乱伴量少7年。

【现病史】既往月经规律，7年前因饮食不节，久坐多卧，体重进行性增长，并开始出现月经量少，周期紊乱。曾口服黄体酮治疗，服药后月经规律来潮，量少，色暗，停药后反复。经期伴头痛、乳房胀痛、烦躁易怒，口渴，喜冷饮。近7年来体重增加约20公斤，唇周及腿部体毛多，面部痤疮，纳可眠可，小便可，大便时秘结时溏泄。舌淡胖，边有齿痕，苔厚腻，脉沉滑。

【既往史】否认药物过敏史。

【辅助检查】

①彩超：子宫内膜厚0.7cm，一侧卵巢体积增大，呈多囊性改变，卵巢内直径小于0.9cm的卵泡个数大于12个。超声提示为卵巢多囊性改变。

②性激素：LH/FSH＞2。

【中医诊断】月经稀发（脾虚气滞兼痰瘀证）。

【西医诊断】多囊卵巢综合征。

【辨证分析】饮食失节，过食肥甘厚味，损伤脾胃，加之久坐多卧，周身气机不畅。脾虚气弱，运化失常，精血生化乏源，冲任血海亏虚，则月经量少；脾虚不运，水津不布，聚湿成痰，痰湿流注周身，阻于胞宫，胞脉不通，故月经久不来潮。痰湿阻滞经络，久而瘀血内生，故见经血暗红；湿邪流注肠道，故大便溏泄；湿邪阻滞肠道气机，则大便秘结；经期肝郁气滞，则见乳房胀痛，烦躁易怒；舌胖大，边有齿痕，苔厚腻，脉沉滑，为脾虚痰湿之征。

【治法】补气健脾，化痰逐瘀。

【处方】二陈汤合逍遥散加减。

陈皮10g、法半夏9g、党参30g、茯苓15g、炒白术15g、石菖蒲15g、厚朴15g、益母草20g、泽兰20g、地龙20g、枳壳10g、芍药10g、川芎15g、柴胡10g。6剂，水煎服，日1剂，早晚分服。

二诊：2020年6月28日。服药期间月经来潮，量多，色暗，小腹疼痛，微汗出，心情仍烦躁，手足发热，矢气频繁，小便频，大便秘，舌苔薄，脉细。

【辨证分析】月经来潮，经色暗，且腹痛，瘀象明显，故加川牛膝活血逐瘀；服药后，小便频，湿从小便排，舌苔由厚变薄，提示湿邪渐退，当防小便过利，阴液亏虚，故去益母草、泽兰；手足心热，脉细，大便秘，阴虚内热，故加玄参、生地黄、牡丹皮清热养阴。

【处方】上方去益母草、泽兰，加川牛膝20g、玄参15g、牡丹皮15g、生地黄20g。6剂，水煎服，日1剂，早晚分服。

三诊：2020年7月7日。服药后诸症缓解，小便频，大便1次/日，舌红，苔薄，脉沉细。

【辨证分析】诸症缓解，效不更方。小便仍频，系脾气亏虚，津液不摄，故加用黄芪益气。

【处方】守二诊处方，加炙黄芪30g。15剂，水煎服，2日1剂，早晚分服。

嘱患者控制饮食，适当活动。

四诊：2020年8月10日。服药期间月经来潮，经期头痛、乳房胀痛、腹痛症状均明显缓解，舌淡，苔薄，脉浮。体重约减轻5kg。

【辨证分析】痰湿已祛，治疗有效，原方不变，继续巩固治疗。

【处方】守三诊处方，15剂，水煎服，2日1剂，早晚分服。

后随访6个月余，月经皆能规律来潮。

病案二：不孕症（脾肾两虚兼痰瘀证）

王某，女性，31岁。初诊：2019年10月20日。

【主诉】结婚4年未孕。

【现病史】既往月经稀发，来潮不规律。婚后4年未孕。末次月经（人工周期）：2019年8月10日，量少，色暗，5天净。形体肥胖，平素畏寒怕冷，小腹凉，时有腹痛，腰困，纳少，眠一般，大小便正常，舌淡，体胖大，边有齿痕，脉细。

【辅助检查】

①彩超：子宫内膜厚0.6cm，一侧卵巢体积增大，呈多囊性改变，卵巢内直径<0.9cm的卵泡个数大于12个。超声提示为卵巢多囊性改变。

②胰岛素释放试验：空腹胰岛素13.61uIU/mL，餐后1小时胰岛素134.12uIU/mL，餐后2小时胰岛素152.11uIU/mL，餐后3小时胰岛素34.27uIU/mL。

【中医诊断】不孕症（脾肾两虚兼痰瘀证）。

【西医诊断】多囊卵巢综合征，高胰岛素血症。

【辨证分析】肾精亏虚，肾阴亏损，阴血不足，血海失充，脉道涩滞，故月经稀发；肾阳虚弱，阳虚则寒，故见形寒肢冷；先天肾阳不足，火不暖土，脾阳亦虚，津液凝聚成痰，阻塞胞宫，故经闭而无子。舌淡胖，边有齿痕，脉细，四诊合参，证属脾肾两虚，痰瘀阻滞胞脉。

【处方】二陈汤合温经汤加减。

陈皮15g、半夏9g、茯苓15g、山萸肉15g、当归15g、白芍15g、熟地黄20g、山药20g、干姜15g、肉桂10g、川芎12g、地龙20g。7剂，水煎服，日1剂，早晚分服。

【西医治疗】盐酸二甲双胍片：0.5g，3次/日，口服。

二诊：2019年10月30日。形寒怕冷症状明显缓解，但出现口干、口舌生疮，舌淡，体胖大，边有齿痕，脉细数。

【辨证分析】口干、口舌生疮，恐方中干姜、肉桂温热太过，耗伤营阴，当减量，并佐以知母、牡丹皮、生地黄滋阴清热。

【处方】陈皮15g、半夏9g、茯苓15g、山萸肉15g、当归15g、白芍15g、川芎10g、熟地黄20g、山药20g、干姜6g、肉桂6g、地龙20g、知母15g、牡丹皮15g、生地黄20g。10剂，水煎服，日1剂，早晚分服。

【西医治疗】盐酸二甲双胍片：0.5g，3次/日，口服。

三诊：2019年11月20日。口舌生疮明显缓解，月经于2019年11月14日来潮，量少，4天净，经前小腹疼痛，脉细。

【辨证分析】口舌生疮缓解，故去知母，加小茴香、乌药温经止痛。

【处方】上方去知母，加小茴香15g、乌药10g。15剂，水煎服，2日1剂，早晚分服。

嘱患者控制饮食，适当活动。

【西医治疗】盐酸二甲双胍片：0.5g，3次/日，口服。

四诊：2019年12月25日。服药期间，2019年12月19日月经再次来潮，量少，4天净，经前腹痛症状缓解。初诊时症状明显改善，体重减轻约7公斤。复查胰岛素释放试验：空腹胰岛素7.42uIU/mL，餐后1小时胰岛素82.12uIU/mL，餐后2小时胰岛素65.39uIU/mL，餐后3小时胰岛素16.23uIU/mL。

【辨证分析】诸症缓解，效不更方，继续巩固治疗。

【处方】上方，15剂，水煎服，2日1剂，早晚分服。

【西医治疗】盐酸二甲双胍片：0.5g，3次/日，口服。

随访，服药4个月余，月经皆能规律来潮。2020年6月，电话告知已妊娠，B超提示宫内单胎活。

四、诊疗品析

【病案一品析】年轻女性，饮食不节，脾胃受损，运化失司，痰浊内生，下注胞宫，阻塞脉络，故见形体肥胖，倦怠乏力，月经量少、周期紊乱。尹翠梅认为脾胃虚，痰湿生，故以二陈汤为祛湿之主方，与疏肝解郁之逍遥散合用，补气健脾，疏肝解郁，化痰逐瘀。另加益母草、泽兰、地龙活血通络。泽兰一味，利水消肿，活血化瘀，可谓一箭双雕。患者首诊服用汤药6剂后，湿邪症状好转，但出现阴伤迹象，故二诊处方时减少祛湿力量，酌加养阴之品。三诊时诸症及舌脉均改善明显，证不变，法不变，继续予以补气健脾、化痰逐瘀，服药2个月后月经来潮，经期头疼、乳房胀痛、腹痛症状明显缓解，舌淡，苔薄，脉浮，且体重减轻，后守方服用，直至月经规律来潮。

【病案二品析】患者形体肥胖，平素畏寒怕冷，小腹凉，时有腹痛，腰困，纳少，眠一般，大小便正常，舌淡，体胖大，边有齿痕，脉细。从症状看，一派虚象，脾肾虚寒，水湿内停或日久化为痰浊，导致月经后期、闭经、不孕，治疗采用温肾健脾为主，同时根据痰浊血瘀的情况兼用化痰、活血之品。患者在服用首诊方药后出现口干，口舌生疮等火热症状，说明阳气来复，且有火性炎上的趋势，故在二诊方中，加入少量滋阴之品，以佐制前方中补益药物的燥性。尹翠梅认为慢性病"冰冻三尺，非一日之寒"，其来也渐，其去也缓，欲速则不达，主张慎药守方，方可由渐变达突变，由量变达质变。

（王悦尧）

第五节 痤 疮

痤疮是一种好发于青春期并主要累及面部的毛囊皮脂腺单位慢性炎症性皮肤病，皮损主要发生在面颊、鼻翼两侧和额部，其次是胸背及肩部等皮脂腺合成和排泄皮脂的区域。主要表现为红色炎症性丘疹、脓疱，可见白头和黑头粉刺，粉刺中能够挤出豆腐渣样脂栓，重症痤疮患者可形成结节、囊肿、瘢痕疙瘩等。痤疮在中医文献中称为"肺风粉刺""面疮""酒刺"，俗称"青春痘""青春疙瘩"等。

一、西医概述

1.病因病机

痤疮常见于青年人，多在青春期开始发生，男性略多于女性。近年来患痤疮的人群明显升高，可能与不规律的作息，工作紧张，精神压力大，环境污染及饮食不节等因素有关。痤疮的发病机制仍未完全阐明，遗传背景下激素诱导的皮脂腺过度分泌脂质、毛囊皮脂腺导管角化异常、痤疮丙酸杆菌等毛囊微生物增殖及炎症和免疫反应等与之相关。遗传因素在痤疮，尤其是重度痤疮发生中起到了重要作用；雄激素是导致皮脂腺增生和脂质大量分泌的主要诱发因素，其他如胰岛素样生长因子-1（IGF-1）、胰岛素、生长激素等激素也可能与痤疮发生有关；皮脂腺大量分泌脂质被认为是痤疮发生的前提条件，但脂质成分的改变，如过氧化鲨烯、蜡酯、游离脂肪酸含量增加，饱和脂肪酸比例增加及亚油酸含量降低等也是导致痤疮发生的重要因素；痤疮丙酸杆菌等毛囊微生物通过天然免疫和获得性免疫参与了痤疮的发生发展。毛囊皮脂腺导管角化异常、炎症与免疫反应是痤疮的主要病理特征，且炎症反应贯穿了疾病的全过程。

2.临床表现

好发于颜面、颈、胸背等处。皮损初起为针头大小的毛囊性丘疹，或白头粉刺，或黑头粉刺，可挤出白色或淡黄色脂栓，因感染而成红色小丘疹，顶端可出现脓疱，愈后可留暂时性色素沉着，或轻度凹陷性疤痕。严重者称为聚合性痤疮，感染部位较深，出现紫红色结节，囊肿，甚至溃破形成窦道及疤痕，常伴皮脂溢出。常反复发作，多因饮食不节，情绪紧张，压力大，作息不规律及月经前后诱发加重，病程长短不一，青春期多发，也有非青春期发病者。

3.分级

痤疮分级是痤疮治疗方案选择及疗效评价的重要依据。目前国际上有多种分级方法，我国最新版《中国痤疮治疗指南（2019）》依据皮损性质将痤疮分为：

轻度（Ⅰ级）：仅有粉刺。

中度（Ⅱ级）：有炎性丘疹。

中度（Ⅲ级）：出现脓疱。

重度（Ⅳ级）：有结节、囊肿。

4.实验室检查

常用的实验室检查有血常规、C反应蛋白、血沉、性激素检查、脓汁培养，必要时可行胰岛素样生长因子-1（IGF-1）、胰岛素、生长激素等检查，进一步明确病情。

5.鉴别诊断

（1）玫瑰痤疮　痤疮和玫瑰痤疮都可出现丘疹、脓疱，但痤疮有粉刺，而玫瑰痤疮有阵发性潮红及毛细血管扩张，日久治疗不当可出现肥大增生。临床中，痤疮和玫瑰痤疮可重叠出现。

（2）颜面播散性粟粒样狼疮　皮损特点为面颊部、鼻部或眼周圆形坚硬的丘疹或结节，呈半透明状，表面光滑，无阵发性潮红，无毛细血管扩张，用玻片按压时，呈苹果酱样。病理诊断亦可鉴别。

（3）职业性痤疮　常发生于接触沥青、煤焦油及石油制品的工人，同工种的人往往多发生同样损害，丘疹密集，伴毛囊角化。除面部外，其他接触部位如手背、前臂、肘部亦可发生。

6.西医治疗

参照《中国痤疮治疗指南（2019修订版）》。

（1）痤疮的系统药物治疗

①抗菌药物：首选四环素类药物，如多西环素、米诺环素等。四环素类药物不能耐受或有禁忌证时，可考虑用大环内酯类，如红霉素、罗红霉素、阿奇霉素等。避免选择β-内酰胺类、头孢菌素类和喹诺酮类等抗菌药物。疗程建议不超过8周。

②维A酸类：目前系统用维A酸类药物包括口服异维A酸和维胺酯。异维A酸是国内外常规使用的口服维A酸类药物，可作为首选，疗程通常应不少于16周。一般3~4周起效，在皮损控制后可以适当减少剂量继续巩固治疗2~3

个月或更长时间。

③激素治疗：抗雄激素治疗常用抗雄激素药物主要包括雌激素、孕激素、螺内酯及胰岛素增敏剂等；糖皮质激素适用于重度炎性痤疮的早期治疗。针对暴发性痤疮、聚合性痤疮，以及较重炎症反应的重度痤疮，疗程不超过 4 周。应避免长期大剂量使用糖皮质激素，以免发生不良反应。

（2）痤疮的外用药物治疗

外用药物治疗是痤疮的基础治疗，轻度及轻中度痤疮可以采用外用药物治疗为主，中重度及重度痤疮在系统治疗的同时辅以外用药物治疗，常用治疗药物如下：

①维A酸类药物：常用药物包括第一代的全反式维A酸和异维A酸及第三代维A酸药物阿达帕林和他扎罗汀。阿达帕林具有更好的耐受性，通常作为一线选择。

②抗菌药物：过氧化苯甲酰以及具有抗痤疮丙酸杆菌和抗炎作用的抗生素可用于痤疮的治疗。常用的外用抗生素包括红霉素、林可霉素及其衍生物克林霉素及夫西地酸等。

③其他：不同浓度与剂型的壬二酸、二硫化硒、硫磺和水杨酸等药物具有抑制痤疮丙酸杆菌、抗炎或者轻微剥脱作用，可作为痤疮外用药物治疗的备选。

（3）物理与化学治疗

物理与化学治疗主要包括光动力、红蓝光、激光与光子治疗、化学剥脱治疗等，作为痤疮辅助或替代治疗，以及痤疮后遗症处理的选择。

二、中医概述

（一）病因病机

痤疮早期以肺热及肠胃湿热为主，晚期多有痰瘀。

脾主运化升清；脾为后天之本；脾为气血生化之源；脾为生痰之源。脾病气虚，气血生化无源，脾虚痰湿自生，脾的升清运化失职，痰湿诸症加重，痰湿日久生热化毒，郁于肌肤发为丘疹、脓疱；痰湿为阴质之邪，易渗透滞留于血脉之中随血而行，痰的黏腻之性极易沉积在脉络之壁，日积月累阻塞脉道，血行不畅而形成瘀血。同时，瘀血又影响水液代谢，此时水湿内停再聚又结成痰饮，周而复始贯穿于疾病的始终，影响着疾病的转归。痰湿瘀毒凝结肌肤，形成结节，也导致痤疮皮疹难透发、难化脓、难破溃、难消退、愈后色素沉着。尹翠梅认为痤疮标在"湿、热、痰、瘀、毒"，本在"脾胃、气血"，应从脾论治，标本兼治。

（二）中医诊断

（1）肺经风热证　素体阳热偏盛，肺经蕴热，复受风邪，熏蒸面部而发。皮损以红色或皮色丘疹、粉刺为主，或有痒痛，小便黄，大便秘结，口干，舌质红，苔薄黄，脉弦滑。（相当于痤疮分级中的1级、2级。）

（2）肠胃湿热证　过食辛辣肥甘厚味，上蒸颜面而致。皮损以红色丘疹、脓疱为主，有疼痛，面部、胸部、背部皮肤油腻，可伴口臭、口苦、纳呆，便溏或黏滞不爽或便秘，尿黄，舌红，苔黄腻，脉滑或弦。（相当于痤疮分级中的2级、3级。）

（3）痰瘀毒蕴证　脾气不足，运化失常，湿浊内停，郁久化热，热灼津液，煎炼成痰，湿痰瘀凝滞肌肤而发。皮损以结节及囊肿为主，颜色暗红，也可见脓疱，日久不愈。可有纳呆、便溏，舌质淡暗或有瘀点，脉沉涩。（相当于痤疮分级中的4级。）

（4）冲任不调证　皮损好发于额、眉间或两颊，在月经前增多加重，月经后减少减轻，伴有月经不调，经前心烦易怒，乳房胀痛，平素性情急躁。舌质淡红，苔薄，脉沉弦或脉涩。（相当于有高雄激素水平表现的女性痤疮。）

（三）中医治疗

1.辨证治疗

（1）肺经风热证

治法：疏风宣肺，清热散结。

方剂：枇杷清肺饮或泻白散加减。

药物组成：黄芩、黄连、桑白皮、枇杷叶、栀子、甘草。

加减：热毒炽盛，加连翘、蒲公英清热解毒、消痈散结，加皂角刺托毒排脓，活血消痈；大便秘结，加生大黄去腐生新通便。

（2）肠胃湿热证

治法：清热、除湿、解毒。

方剂：消食助运方加减。

药物组成：陈皮、茯苓、清半夏、甘草、炒槟榔、泽兰、枳实、白术、焦山楂。

加减：湿热蕴结，加土茯苓、黄柏、黄连清热祛湿解毒；热毒明显，加连翘、蒲公英清热解毒、消痈散结，皂角刺、白芷托毒排脓，活血消痈。

（3）痰瘀毒蕴证

治法：化痰散结，化瘀解毒。

方剂：消食助运方合温胆汤加减。

药物组成：陈皮、茯苓、清半夏、甘草、炒槟榔、泽兰、枳实、白术、竹茹。

加减：痰热壅盛，加胆南星、山慈菇豁痰、解毒、散结；肝火旺盛，加夏枯草清肝泻火，解毒散结；血热炽盛，加丹参活血凉血，祛瘀消痈；肝郁气滞血瘀，加川芎、桂枝、柴胡、延胡索、郁金，疏肝理气，促痰瘀消散；气虚明显，无力透毒，加生黄芪、太子参。

（4）冲任不调证

治法：调和冲任、理气活血。

方剂：逍遥散或二仙汤合知柏地黄丸加减。

药物组成：柴胡、当归、白芍、茯苓、白术、仙茅、仙灵脾、黄柏、知母、山药、山萸肉。

加减：月经不调，加香附、当归、赤芍、益母草；日久夹瘀，加桃仁、红花、丹参。

2.中成药治疗

常用的中成药有金花消痤丸、丹参酮胶囊、芦荟珍珠胶囊、六神丸、肿节风分散片、一清胶囊、当归苦参丸、栀子金花丸等。中成药需要辨证施治，方能更好奏效。

3.其他治疗

（1）中药湿敷　生大黄、苦参、土茯苓、白鲜皮、蝉蜕或马齿苋、紫花地丁、黄芩、大黄、黄柏等水煎湿敷，每日2次，每次20分钟，用于炎性丘疹、脓疱皮损，起到清热解毒，减轻炎症的作用。

（2）中药面膜　颠倒散（大黄、硫磺等量研细末）或金黄散，用水或蜂蜜调成稀糊状，涂于皮损处，30分钟后清水洗净，每晚1次。用于炎性丘疹、脓疱、结节、囊肿皮损，起到破瘀活血，清热散结的作用。

（3）耳穴贴压　取内分泌、皮质下、肺、心、胃等穴，用王不留行籽贴在穴位上，并嘱患者每天轻压1分钟左右，每5日更换1次。

（4）耳尖点刺放血　在耳廓上选定耳尖穴或耳部的内分泌穴、皮质下穴，常规消毒后，用三棱针在耳尖穴上点刺，然后在点刺部位挤出瘀血5~6滴，每周治疗1~2次。

（5）针灸　主穴取曲池、大椎、合谷、肺俞等穴，配穴取四白、攒竹、下关、颊车及皮损四周阿是穴。施平补平泻手法，针刺得气后留针30分钟，每日1次。

（6）火针　常选背俞穴，如肺俞、膈俞、脾俞、胃俞。热重，加大椎；便秘，加大肠俞；月经不调，加次髎。皮肤常规消毒后，取火针在酒精灯上将针尖烧红后，迅速直刺各穴，每穴点刺3次，隔日1次；或火针烧红后直刺囊肿、结节，每处皮损可连刺数针，每7~10天治疗1次，刺后24小时不沾水。

（7）刺络拔罐　取穴肺俞、大椎穴、脾俞、胃俞、大肠俞、膈俞、肾俞等，每次取背俞穴4~6个，三棱针刺破皮肤，然后在点刺部位拔罐，留罐10~15分钟，每周1次，3~5次为1个疗程。

三、病案实录

病案一：粉刺、疖肿（痰瘀毒蕴证）

宫某，男性，31岁。初诊：2019年12月4日。

【主诉】头部、面部丘疹、囊肿、结节反复发作6年。

【现病史】6年前，因生活不规律（外出应酬、饭局多）、工作压力大出现头部、面部丘疹、囊肿、结节，就诊于多家医院，效果欠佳。时有抽烟、酗酒，疹红，时有痒痛（化脓），纳眠尚可，手足凉，汗出，大便稀不成形，小便调，舌胖大，苔白厚，齿痕重，舌下瘀，脉偏沉。头部、面部散在大米至蚕豆大小丘疹、囊肿、结节，色红，部分有触痛，无明显破溃，头部可见部分片状脱发。

【中医诊断】粉刺、疖肿（痰瘀毒蕴证）。

【西医诊断】痤疮、头部毛囊炎。

【辨证分析】平素饮食辛辣刺激之品多（外出聚餐），脾胃受损，运化失常，湿浊内停，郁久化热，热灼津液，煎炼成痰，痰湿毒蕴，郁于肌肤，化生红色丘疹，脓头，结节。便溏，舌胖大，齿痕重，脉沉细，皆为痰湿毒蕴之象。

【治法】化痰散结，化瘀解毒。

【处方】

①内服方：消食助运方合温胆汤加减。

陈皮12g、茯苓10g、清半夏9g、甘草6g、枳实10g、白术10g、薏苡仁20g、泽兰10g、苍术10g、炒扁豆10g、生石榴皮10g、鸡内金10g、生黄芪40g、皂角刺10g、连翘10g、蒲公英12g、桂枝6g、红花10g。7剂，水煎服，日1剂，早晚分服。

②外洗方：生大黄10g、苦参30g、土茯苓30g、白鲜皮10g、蝉蜕10g。7剂，水煎外洗，日1剂。

二诊：2019年12月13日。头部皮疹明显改善，头部长出少许新发，纳可，失眠，大便改善，小便可，时有乏力，舌大，苔白厚，齿痕改善，舌下瘀，脉沉细。

【辨证分析】皮疹明显改善，长出少许新发，故去连翘、蒲公英；时有乏力、大便溏稀明显改善，故去苍术、扁豆、石榴皮；手足凉消失，故去桂枝、红花。舌大，苔白厚，齿痕改善，脉沉细，系痰湿之征，加黄柏、土茯苓以燥湿清热化痰；加鸡内金、炒莱菔子以消食化痰。痰湿上扰，出现失眠，加延胡索行气活血、疏肝；酸枣仁宁心养肝安神；珍珠母平肝潜阳、镇静安神；胆南星化痰定惊安神。

【治法】健脾除湿，解毒散结，化痰安神。

【处方】

①内服方：消食助运方加减。

陈皮12g、茯苓10g、清半夏9g、甘草6g、枳实10g、白术10g、薏苡仁20g、泽兰10g、黄柏10g、土茯苓30g、生黄芪30g、皂角刺10g、胆南星10g、延胡索10g、炒酸枣仁30g、珍珠母30g、鸡内金10g、炒莱菔子10g。14剂，水煎服，日1剂，早晚分服。

②外洗方：生大黄10g、苦参30g、土茯苓30g、白鲜皮10g、蝉蜕10g。7剂，水煎外洗，日1剂。

病案二：粉刺（肠胃湿热证）

杜某，女性，23岁。初诊：2019年7月31日。

【主诉】面部丘疹、脓头、结节反复发作半年。

【现病史】平素嗜食辛辣、甜腻之品，半年前面部出现多发丘疹、脓头、结节，色偏红，时有痒痛，面部、胸部、背部皮肤油腻，伴口臭、纳呆。现症见面部油腻，潮红，散在大量丘疹、脓头，少许结节、粉刺，无明显囊肿，无明显破溃，孤立无融合，部分皮疹有触痛。大便黏滞不爽，1～2次/日；尿黄，舌红，苔黄腻，脉弦滑。

【中医诊断】粉刺（肠胃湿热证）。

【西医诊断】痤疮。

【辨证分析】青年女性，饮食无节制，生冷、油腻、辛辣等食品均无忌口，过食辛辣肥甘厚味，湿热蕴结肠胃，上蒸颜面而致面部、胸背部油脂分泌旺盛，发为丘疹、脓疱、结节、粉刺。

【治法】清热，燥湿，解毒，散结。

【处方】消食助运方加减。

陈皮12g、茯苓10g、清半夏9g、甘草6g、枳实10g、白术10g、薏苡仁20g、泽兰10g、鸡内金10g、炒莱菔子12g、白芷10g、皂角刺10g、白鲜皮10g、蝉蜕10g、延胡索10g、土茯苓30g、连翘10g、蒲公英15g、黄连6g、防风6g。10剂，水煎服，日1剂，早晚分服。

二诊：面部油腻、潮红改善，丘疹、脓疱明显减少，色变淡，仍有少许新发，部分结节仍透发不利，纳眠尚可，二便如前，舌质偏红，苔薄黄腻，脉弦滑。

【辨证分析】肠胃湿热日久，气血生化乏源，气血不足，无以托毒外出，结节不易透发。加黄芪托毒散结；桔梗宣肺祛痰排脓，扶助正气，助邪外出；少量生大黄去腐生新，通便泄热。

【处方】上方加大黄6g、黄芪20g、桔梗10g。15剂，水煎服，日1剂，早晚分服。

后随访，皮疹基本消退，留有淡红色印迹，嘱患者清淡饮食、作息规律、适度活动，少化妆，使用清淡不油腻的护肤品。

四、诊疗品析

【病案一品析】平素饮食油腻、辛辣刺激，脾胃受损，湿热内生，郁于肌肤，化生红色丘疹、脓头、结节，治疗以消食助运方为基础，达湿祛、热解、痰消、瘀除、毒化之效，切中痤疮湿、热、痰、瘀、毒之病机。气血化生有源，促进皮疹透发、愈合，减少复发，同时有效减少皮肤油脂分泌。患者病程长，疹出不畅，尹翠梅用黄芪托毒敛疮，排脓生肌，促疹透发，加解毒散结之品，同时，针对患者明显的全身症状进行治疗，一诊治疗长期脾虚导致的大便稀溏；二诊治疗患者失眠。全身症状的改善更加增强了患者坚持治疗的信心。重视疏导患者情绪，嘱患者饮食调护，生活规律，可有效减少复发。

【病案二品析】青年女性，饮食失节，过食辛辣肥甘厚味，湿热蕴结肠胃，上蒸颜面而发病。治用消食助运方为主方健脾化湿。鸡内金、莱菔子消食化湿，鸡内金又可散结；连翘、蒲公英清热解毒，消痈散结；皂角刺、白芷托毒排脓，活血消痈；土茯苓、黄连清热祛湿解毒；防风清热疏风散湿；白鲜皮、蝉蜕引药至皮，以皮治皮。二诊加黄芪托毒散结；桔梗宣肺祛痰排脓，扶助正气，助邪外出。治疗过程标本兼治，解毒不伤正，健脾不助邪，改善皮肤症状，调和气血，减少复发。

（杜桂营）

第六节　黄褐斑

黄褐斑是一种面部获得性色素增加性皮肤病，多发生于频繁暴露于紫外线下肤色较深的女性面部，中医又称"面尘""黧黑斑"，俗称"肝斑""蝴蝶斑"。临床特点为色斑对称分布，大小不定，形状不规则，边界清楚，无自觉症状，日晒后加重，好发于女性，尤以孕妇或月经不调的女性为多。男性亦可发病，部分患者伴有其他慢性病病史。一般夏重冬轻，发展缓慢，可持续多年，治疗困难，易复发。

一、西医概述

1.流行病学

黄褐斑发病普遍，易复发，迁延难愈。国内尚无全国性流行病学报告，但随着现代社会生活节奏的加快，临床中发现本病患病率呈现上升趋势。黄褐斑虽无自觉症状、发病过程也无特殊不适，但严重影响个人形象，给患者精神及生活方面带来了诸多烦恼和痛苦，已成为当代女性的一大困扰。

2.病因病机

目前现代医学对黄褐斑的发病机制尚未完全阐明，认为黄褐斑发病与多因素相关，如遗传因素、日晒、口服避孕药、妊娠、内分泌功能紊乱、睡眠障碍、情绪等。黄褐斑发病机制从组织病理学的角度来看，主要表现在黑素细胞的增多，黑素颗粒的分泌增加，以及局部组织的色素沉着。正是由于这些机制直接或间接增加了黑素的合成，使得黑素在局部沉积而发病。

3.诊断标准

男女均可发病，尤以青中年女性多见，夏重冬轻，对称分布于颜面，尤以两颊、额部、鼻、唇上、下颌多见。皮损为淡褐色至深褐色、淡黑色斑片，大小不等，形状各异，孤立散在或融合成片，边缘明显，无自觉症状，病程不定。

4.实验室检查

Wood灯及玻片压诊色斑，皮肤共聚焦显微镜检查，皮肤镜检查可以鉴别黄褐斑属色素型、血管型、偏色素型或偏血管型，选择合适的治疗方法及药物。必要时可行皮肤组织病理检查，可见色素过度沉着，真皮中嗜黑素细胞有较多色素，基底细胞层色素颗粒增多。必要时根据患者整体情况可以查血常规（明确有无贫血）、肝肾功能、甲状腺功能、血脂等异常。

5.鉴别诊断

（1）雀斑　皮疹分散不融合，斑点较小，夏重冬轻，常有家族史。

（2）瑞尔氏黑变病　常有长期接触沥青或其他化学物质病史，皮损主要分布在面颈部等暴露部位，呈弥漫性色素沉着，可伴有痤疮样炎症反应。

（3）褐青色痣　多发于前额两侧及颧部、鼻根、眼下，可双侧也可单侧发病，往往青春期13岁以上发病，更年期可自动褪色，颜色可为灰色、灰褐色、褐色、深褐色，不会随季节而变化。

6.西医治疗

现代医学目前关于黄褐斑的治疗方法主要包括内服药物、外用药物、激光等。常用的内服药物包括维生素C、维生素E、谷胱甘肽、氨甲环酸等，其作用机制多以干扰黑素形成、降低黑素合成为主。外治法是皮肤科的常用治疗手段，可达到内服药物的效果，同时也减少了药物对全身的不良反应，适用人群广，越来越受皮肤科医生及患者青睐。外用西药种类较多，如氢醌、壬二酸、维甲酸、植物提取物等，但是多数外用西药均有一定的副作用及不良反应，需要长期坚持（1年甚至更久），同时需要注意出现外源性白斑，少数可能出现严重炎性反应及疤痕现象，治疗不当，甚至可能加重病情。

二、中医概述

（一）病因病机

尹翠梅认为黄褐斑的发生与痰饮、瘀血、风邪、情志失调、饮食不节关系密切。在病机方面，与肝郁、脾虚、肾亏密切相关，但"脾虚"为黄褐斑形成的核心环节，肝郁、肾虚皆可累及脾而发病。脾胃损伤，气血化生不足，或脾失健运，不能转输水谷精微，湿邪阻滞，凝而成痰，阻遏气机，气血凝滞于面，蕴结肌肤而成色斑；情志不畅，肝失疏泄，肝气郁结，肝木郁而克乘脾土，使得肝脾失调，则两脏相兼为病，痰瘀内生，阻碍气血，致气血不能上荣于面，颜面失养而生斑；久病及肾，肾阴亏虚，水亏不能制火，血弱不能华肉，以致火燥结成斑黑，色枯不泽。肾五行属水，在色为黑，对于黄褐斑颜色偏黑者，多从肾论治，但仍要兼顾脾的健运。

尹翠梅在黄褐斑论治中以脾虚湿蕴为主证，兼有肝肾不足、肝郁气滞。各种原因导致瘀血、痰浊内生，缠绵胶着，阻滞经络，气血不能上荣头面，颜面肌肤失养是病机关键。

（二）中医诊断

1.脾虚痰湿证

斑色灰褐，状如尘土附着，面色㿠白无华，常伴疲乏无力，纳呆困倦，喉间有痰，易咳出，色白黏，月经色淡，白带量多，舌质淡胖，边有齿痕，苔白腻，脉濡或细。

2.肝郁气滞证

多见于女性，斑色深褐，弥漫分布，常伴焦躁不安，胸胁胀满，经前乳房胀痛，月经不调，口苦咽干，舌红，苔薄，脉弦细。

3.肝肾阴虚证

斑色褐黑，面色晦暗，常伴头晕耳鸣，腰膝酸软，失眠健忘，五心烦热，舌质红，少苔，脉细。

4.气滞血瘀证

斑色灰褐或黑褐色，常伴慢性肝病病史或月经色暗，有血块，或痛经，舌质暗红，有瘀斑，苔薄，脉涩。

（三）中医治疗

1.辨证治疗

（1）脾虚痰湿证

治法：健脾益气，祛湿化痰，理气消斑。

方剂：消食助运方加减。

药物组成：陈皮、茯苓、清半夏、甘草、炒槟榔、泽兰、枳实、白术、薏苡仁、焦山楂。

加减：气虚乏力，脉细，加黄芪、党参、太子参；肝郁气滞，情志不畅，加柴胡、延胡索、郁金、香附。

（2）肝郁气滞证

治法：疏肝理气，活血消斑。

方剂：逍遥散加减。

药物组成：柴胡、当归、白芍、茯苓、白术、甘草。

加减：口苦咽干，大便秘结，加牡丹皮、栀子；月经不调，加女贞子、香附；斑色深褐色而面色晦暗，加桃仁、红花、益母草。

（3）肝肾阴虚证

治法：补益肝肾，滋阴降火。

方剂：六味地黄丸加减。

药物组成：山药、熟地黄、山茱萸、茯苓、牡丹皮、泽泻。

加减：阴虚火旺重者，加知母、黄柏；失眠多梦，加龙骨、牡蛎、珍珠母；病久斑色深，加丹参、僵蚕。

（4）气滞血瘀证

治法：理气活血，化瘀消斑。

方剂：桃红四物汤加减。

药物组成：桃仁、红花、当归、白芍、生地黄、川芎。

加减：胸胁胀痛，加柴胡、郁金；痛经，加香附、乌药、益母草；病程长，加僵蚕、白芷。

2.中成药治疗

临床治疗黄褐斑的常用中成药有逍遥丸、加味逍遥丸、六味地黄丸、复方木尼孜其颗粒、芦荟珍珠胶囊、润伊容胶囊、桂枝茯苓丸、丹参酮胶囊等。中成药的选择需以辨证施治为基础，方能奏效。

3.其他治疗

（1）**中药面膜**　赤芍、丹参、桃仁、红花、白及、僵蚕、白丁香、白附子各等份，研细末加适当基质配成中药面膜敷面，每日一次，每次30分钟。

（2）**针刺疗法**

①体针：取肝俞、肾俞、风池为主穴，配迎香、太阳、曲池、血海。肝郁，加内关、太冲；脾虚，加足三里、气海；肾虚，加三阴交、阴陵泉。留针20分钟，每日1次，10次为一个疗程。

②耳针：取内分泌、皮质下、热穴，消毒局部后，三棱针放血，再消毒覆盖，或耳穴压豆。

（3）**按摩疗法**　面部涂抹祛斑药物霜剂，沿面部经络循行按摩，并按压穴位。

三、病案实录

病案一：黄褐斑（脾虚痰湿夹瘀证）

田某，女性，30岁。初诊：2018年10月21日。

【主诉】面部出现黄褐色斑片3年余。

【现病史】3年前无明显诱因出现黄褐斑，双侧面颊及颞部明显。平素月经量少，经行2~3天，纳可，大便黏腻不畅，小便调，入眠困难。喜麻辣食品，不喜饮水。

【既往史】既往体健。

【过敏史】无食物、药物过敏史。

【辅助检查】

①专科检查：神清，精神可，心、肺、腹（－），面色暗沉无华，双侧面颊及颞部散在褐黄色斑片，融合成片，舌质红，苔白厚，舌下瘀，脉沉细。

②实验室检查：未见异常。

【中医诊断】黧黑斑（脾虚痰湿夹瘀证）。

【西医诊断】黄褐斑。

【辨证分析】年轻女性，平素喜食麻辣之品，损伤脾胃，脾失运化，痰湿内蕴，日久郁热，血流不畅，瘀于肌肤；脾失运化，气血生化乏源，致气血两虚；肌肤失养而生黄褐斑。

【治法】健脾益气，祛湿化痰，活血化瘀。

【处方】消食助运方加减。

陈皮12g、茯苓15g、半夏9g、焦三仙各10g、炒谷芽10g、薏苡仁20g、泽兰10g、枳实10g、白术10g、甘草3g、白鲜皮10g、地肤子10g、蝉蜕10g、当归10g、赤芍10g、白芍10g、益母草30g、桃仁10g、红花10g。14剂，水煎服，日1剂，早晚分服。

二诊：2018年11月4日。面色较前改善，面斑稍变淡，睡眠不佳，入睡困难，心烦，口黏，乏力，精神欠佳，纳呆，二便如前，舌质偏红，苔白厚腻，舌下瘀，脉沉细少弦。

【辨证分析】经治疗脾虚痰湿蕴结稍有改善，面色好转。口黏、纳呆、苔白厚腻痰湿蕴结之象仍有，郁久化热，扰以心神，出现心烦、失眠，舌质偏红，辨为脾虚痰湿化热。

【治法】健脾益气，祛湿化痰，解热除烦。

【处方】消食助运方加减。

陈皮12g、茯苓15g、半夏9g、焦三仙各10g、炒谷芽10g、薏苡仁20g、泽兰10g、枳实10g、白术10g、甘草3g、鸡内金10g、炒莱菔子10g、栀子10g、淡豆豉10g、蝉蜕10g、白鲜皮10g、丹参10g、红花12g、延胡索10g、酸枣仁30g。14剂，水煎服，日一剂，早晚分服。

后随访，面斑明显消退，面色改善，乏力、精神明显好转，二便调，眠可，嘱其清淡饮食，适当运动，心情舒畅，保持积极的生活态度。

病案二：黄褐斑（肝肾阴虚夹瘀证）

靳某，女性，42岁。初诊：2019年11月30日。

【主诉】面部黄褐斑片4年余。

【现病史】4年前，左侧面颊出现黄褐斑片，2年前延及右面部，形如蝴蝶。平素喜食辛辣，月经正常，纳食一般，大便正常，易激动，口微干，手足心热，烦躁，腰困，头闷，眼糊。双侧面部散在褐黄色斑片，部分融合，舌大，苔薄少津，质紫暗，舌下瘀，舌尖红，脉沉细，尺弱。

【中医诊断】黧黑斑（肝肾阴虚夹瘀证）。

【西医诊断】黄褐斑。

【辨证分析】《黄帝内经》云："女子六七，三阳脉衰于上，面皆焦，发始白。"肾气渐衰，肝肾不足，水火不济，虚火上炎，熏蒸于面，灼伤阴血而生黄斑；口微干，手足心热，烦躁，腰困，皆为肝肾阴虚之象，阴虚阳亢则头闷、头晕；阴血受灼，化而为瘀，则舌质紫暗，面斑黄黑。

【治法】滋补肝肾，理气活血。

【处方】六味地黄丸加减。

生地黄10g、熟地黄10g、山萸肉10g、茯苓12g、泽泻10g、栀子10g、牡丹皮10g、仙茅10g、女贞子10g、丹参30g、红花10g、延胡索10g、川芎10g、白鲜皮12g、蝉蜕12g、甘草3g、生黄芪30g。14剂，水煎服，日1剂，早晚分服。

【中成药治疗】当归养容丸（山西省中医院制剂）：1丸，3次/日，口服。

二诊：2019年12月14日。面斑散开，较前变淡，口干及手足心热改善，无烦躁，无腰困，无头闷、眼糊。乏力，月经量少，二便调，舌大质红，苔白少津，舌下瘀，脉沉细。

【辨证分析】面斑散开变淡，口干及手足心热改善，无烦躁，无头闷眼糊，无腰困，阴虚阳亢症状改善，故去清热之栀子，补肾之仙茅、山萸肉、女贞子。瘀血仍存，"无瘀不成斑"，故加当归、赤芍、白芍、桃仁、益母草化瘀消斑、养血活血；鸡内金、莱菔子、薏苡仁健脾利湿、消食助运；黄芪益气补血；葛根化阳生津。

【处方】

生地黄10g、熟地黄10g、茯苓12g、泽泻10g、牡丹皮10g、丹参30g、葛根10g、桃仁10g、红花10g、甘草3g、白鲜皮10g、地肤子10g、蝉蜕10g、鸡内金10g、炒莱菔子10g、薏苡仁30g、当归10g、赤芍10g、白芍10g、益母草30g、生黄芪30g。14剂，水煎服，日1剂，早晚分服。

四、诊疗品析

【病案一品析】黄褐斑是由于皮肤黑色素增多，沉积于面部而形成的损容性皮肤病变，与内分泌失调、情绪、日晒、口服避孕药、妊娠等有关。中医多认为与肝郁血瘀，肾阴亏虚，气血失养有关。尹翠梅认为黄褐斑为虚实夹杂之证，本案患者素体脾虚，又多食麻辣之品，不喜饮水，痰湿内蕴，食辣日久郁热，血流不畅，另因肺朝百脉，精微不能循经，湿毒无法发泄，留于皮下故发斑。治以健脾益气，燥湿化痰，益肺补精益肤，配合调经之品，肝郁气滞得以调养，有益面尘消失。健脾化湿，养血活血，疏肝理气，宣肺疏风贯穿治疗始终。

【病案二品析】黄褐斑是育龄期女性的常见病，本案患者系肝肾阴虚夹瘀证，治以六味地黄丸为主方加减。在治斑的过程中，尹翠梅重视疏肝、理气、活血药物及风药的应用，如川芎、延胡索、白鲜皮、蝉蜕等，可加速斑片的消散。患者素体阴虚，又喜辣食，火热灼津，血瘀日积加重，久瘀生痰，久病气伤，肺气不能调达，腠理开合失司，皮肤斑片受邪加重。女性爱美之心切，黄褐斑影响容貌，求治欲高，肝气不舒，故亦用疏肝药，以防肝旺克脾，脾虚生湿化痰，痰瘀再加重，反复发作！

（杜桂营）

第七节　泌尿系统感染

一、西医概述

泌尿系统感染又称为尿路感染（urinary tract infection，UTI），是指由于各种病原微生物（如细菌、支原体、衣原体、病毒等）在尿路中生长、繁殖而引起的尿路感染性疾病。本病多见于育龄期妇女、老年人、免疫力低下者，以及尿路畸形者。

（一）流行病学

泌尿系感染是仅次于呼吸道感染的第二大感染性疾病，因泌尿系感染导致休克而引起的死亡在所有感染致死性疾病中占第3位。

成年女性由于尿道短的生理结构特点，泌尿系感染的发病率明显高于男性。

排除泌尿生殖道异常等因素外，成年男性在50岁以下极少发生泌尿系感染，但超过50岁的男性由于前列腺肥大发病率的增高，泌尿系感染的发病率也会随之明显增高。

（二）病因病机

1.病原菌感染

（1）细菌感染　95%以上的泌尿系感染是由单一细菌感染引起的。

最常见的病原菌为革兰氏阴性杆菌，其中以大肠埃希杆菌最为多见，约占全部泌尿系感染的85%左右，之后才是克雷伯杆菌、柠檬酸杆菌等其他革兰氏阴性菌。有数据显示：无症状性菌尿、非复杂性泌尿系感染或首次发生的泌尿系感染以大肠埃希菌为最常见致病菌。

除革兰阴性杆菌外，剩余的5%~15%泌尿系感染由革兰阳性杆菌导致，其中以肠球菌和凝固酶阴性的葡萄球菌为主。

院内感染、复杂性或复发性泌尿系感染、器械检查后所致的泌尿系感染，则以肠球菌、克雷伯杆菌、变形杆菌以及铜绿假单胞菌这些病原菌为主。其中，伴有尿路结石的泌尿系感染，其致病菌以变形杆菌更为常见；血源性泌尿系感染则以金黄色葡萄球菌更多见。

（2）其他病原体所致感染　除细菌感染外，腺病毒、衣原体、结核分歧杆菌以及真菌等也可以引起泌尿系感染。近些年来，由于免疫抑制剂类药物的广泛使用以及抗生素的滥用，耐药现象越来越严重，革兰阳性菌以及真菌所致泌尿系感染亦呈上升趋势。

2.诱发因素

由于泌尿系统、生殖系统在生理、解剖上的特点，使得致病菌在正常情况下不容易停留并繁殖，因此，一般情况下不容易引起泌尿系感染。如果泌尿生殖系统存在生理、病理异常，诸如妊娠期、结构性尿路梗阻、膀胱-输尿管反流、神经源性膀胱等，导致人体防御感染功能被破坏，病原菌就会乘虚而入，从而诱发泌尿系感染。

（三）诊断标准

1.泌尿系感染的诊断

典型的泌尿系感染有尿频、尿急、尿痛等尿道刺激征症状、感染中毒症状，以及腰部不适等症状，结合尿液改变和尿液细菌性检查，可明确诊断。凡尿液细菌学检查显示有真性菌尿者，可直接诊断为泌尿系感染。而对于无症状性菌尿的诊断则需要依靠尿液细菌学检查，两次细菌培养均显示同一菌种者的真性菌尿，可诊断为泌尿系感染。对于女性有明显尿道刺激征症状，且尿常规显示白细胞增多，尿细菌培养 $\geq 10^2/ml$，并显示为常见致病菌时，可考虑诊断为泌尿系感染。

2.定位诊断

临床上，有时需进行上尿路感染或下尿路感染的区分。上尿路感染多伴有发热寒战，或出现毒血症症状，甚或有明显腰痛，输尿管反应点和（或）肋脊点压痛以及肾区叩击痛等体征。下尿路感染则发热、腰痛等症状较少出现，而以膀胱刺激征为主要表现。另外，亦可通过实验室检查和影像学检查进行区分。

（四）实验室检查

1.尿液检查

（1）尿常规　尿液浑浊，有异味，可见白细胞尿、蛋白尿、血尿。尿沉渣检查显示白细胞>5个/HP则提示白细胞尿。白细胞尿可见于大部分泌尿系感染患者，因此，尿沉渣检查对诊断泌尿系感染非常重要。部分泌尿系感染患者可见镜下血尿，尿沉渣镜检显示红细胞数多为3~10个/HP，为均一性红细胞尿。有部分肾盂肾炎患者可见到白细胞管型尿。

（2）尿细菌培养　泌尿系感染在治疗前，晨尿的中段尿标本培养是诊断该病的最重要指标。细菌培养的菌落数≥105CFU/ml（CFU为菌落形成的单位，提示尿液中细菌数的多少）为阳性。如果检查结果为阳性，但患者没有明显症状，医师可建议再行一次尿细菌培养检查以佐证。

此外，还有硝酸盐还原试验、白细胞酯酶试验等，临床使用较少。

2.血液检查

急性肾盂肾炎时可能会出现白细胞升高、中性粒细胞增多以及血沉增快的变化。

慢性肾盂肾炎在肾功能受损时可出现血肌酐升高、肾小球滤过率下降等指标的异常变化。

3.影像学检查

对于反复发作的肾盂肾炎或泌尿系感染，以及合并无痛性血尿或是怀疑合并有泌尿系结石、梗阻的患者需要进行影像学检查。

首选检查为简便无创的泌尿系彩超，可协助发现有无尿路梗阻、结石等病变。

尿路平片及静脉尿路造影可以发现上尿路结石和有无畸形。

泌尿系CT检查有助于进一步明确病灶。

（五）鉴别诊断

泌尿系感染不典型者，需要与下列疾病进行鉴别。

1.尿道综合征

临床以女性多见，患者可见小便频、急、疼痛，以及排尿不适感等尿道刺激征症状，但多次检查均未发现尿中细菌。可能为逼尿肌与膀胱括约肌功能不相协调、妇科疾病或肛周疾病、神经焦虑等因素引起，或者可能是衣原体等病原体所致。

2.肾结核

肾结核膀胱刺激征症状更明显，一般使用抗生素治疗无效，尿沉渣检查可以找到抗酸杆菌，尿培养检查显示结合分歧杆菌阳性，而该病的普通细菌培养呈阴性显示。静脉肾盂造影可以看到肾实质虫蚀样缺损改变，抗结核治疗有效，部分患者可伴有肾外结核。需要注意的是，肾结核患者有时会同时存在泌尿系感染，在泌尿系感染经抗生素治疗后，仍然存在泌尿系感染症状或尿沉渣的异常，此时需要高度注意肾结核存在的可能性。

3.膀胱原位癌

膀胱原位癌可以通过膀胱镜检并多点活检以明确诊断，以防漏诊。

4.慢性肾小球肾炎

慢性肾盂肾炎当出现肾功能减退、高血压时应与慢性肾小球肾炎相鉴别。后者多为双侧肾脏累及，且肾小球功能受损较肾小管功能受损突出，并常有较明确蛋白尿、血尿和水肿病史；而前者常有尿路刺激征，细菌学检查阳性，影像学检查可表现为双肾不对称性缩小。

（六）西医治疗

泌尿系感染在西医治疗中，主要是注意多休息，多饮水，并且足量、足疗程地使用针对敏感菌株的抗生素进行抗感染治疗。对于反复发作的泌尿系感染，应积极寻找发病原因，及时去除诱因，进行针对性治疗。

判断泌尿系感染是否治愈的标准是：

①提示治愈：尿道刺激征症状消失，尿菌为阴性，疗程结束后2周、6周复查尿菌仍为阴性。

②提示治疗失败：治疗后尿培养细菌仍为阳性，或经治疗后尿菌为阴性，但在疗程结束后2周或6周后复查尿菌显示转为阳性，且尿培养显示为同一菌株。

1.急性期治疗

急性期患者需注意多休息、多饮水、勤排尿；发热者应给予容易消化、高热量、富含维生素的饮食，并积极进行抗感染治疗。

抗生素的选用原则：

①选用敏感菌株的抗生素；

②所选抗生素在泌尿系统的分布浓度高；

③尽量选用肾毒性小、不良反应少的抗生素；

④在单一药物治疗失败、混合感染、严重感染或出现耐药菌株时应该联合用药；

⑤不同类型的泌尿系感染，采用不同的治疗疗程。

2.一般治疗

膀胱刺激征及血尿明显者，可口服碳酸氢钠片：1g，3次/日，用以碱化尿液并缓解症状，同时抑制细菌的生长，避免形成血凝块。

3.非急性期的药物治疗

泌尿系感染以抗菌药物治疗为主。

在治疗泌尿系感染前先进行尿培养检查。临床症状轻的患者可以选择口服抗生素治疗。病情较重或伴有发热的带管患者，特别是血培养为阳性的患者，采用静脉输注广谱抗生素治疗。

在得到尿培养结果后，要根据药敏试验的结果进行药物调整，并在用药48~72小时后对治疗情况进行评价，如果症状很快消失，通常只需用药治疗5~7天；病情较重者，则需要延长至10~14天。

4.手术治疗

对于因泌尿系结石、尿道畸形、包皮过长等引起的泌尿系感染，需等感染控制后进行相关手术治疗以去除病因。

二、中医概述

淋证是指因饮食劳倦、湿热侵袭而致的以肾虚、膀胱湿热、气化失司为主要病机，以小便频急、淋沥不尽、尿道涩痛、小腹拘急，甚至痛引腰腹为主要临床表现的一类病证。

（一）病因病机

《诸病源候论·淋病诸候》曰"诸淋者，由肾虚而膀胱热故也。"历代医家认为淋证的病位在肾与膀胱，且与肝脾有关。其病机主要是肾虚，膀胱湿热，气化失司。

淋证患者多并见舌苔白腻或黄腻等痰湿或湿热征象，因此，尹翠梅认为痰湿内阻或湿热内阻为淋证的基础病机。湿浊内阻，则小便淋沥不尽；湿郁日久则化热，湿热留滞膀胱，气化不利，下迫尿道，故尿频、尿急，排尿灼痛；湿热伤及血络则尿血；湿热久恋，煎熬津液成石，故尿中可见砂石。

（二）中医诊断

1. 疾病诊断

除具有小便频急、淋沥不尽、尿道涩痛、小腹拘急、痛引腰腹等淋证的基本临床特征外，尚可有各种淋证各自的特征。病久或反复发作后，常伴有低热、腰痛、小腹坠胀、疲劳等症状。多见于已婚女性，每因劳累过度、情志变化、感受外邪而诱发。结合现代相关检查，如尿常规、尿细菌培养、X线腹部摄片、肾盂造影、双肾及膀胱B超、膀胱镜等，可明确诊断。

2. 证候诊断

（1）热淋　小便频急短涩，尿道灼热刺痛，尿色黄赤，少腹拘急胀痛，或有寒热，口苦，呕恶，或腰痛拒按，或有大便秘结，苔黄腻，脉滑数。

（2）石淋　小便艰涩，尿中可见细小砂石，或排尿时突然中断，甚或尿道窘迫疼痛，少腹拘急，或腰腹绞痛，痛引少腹，连及外阴，尿中带血，舌红，苔腻薄黄。若病久砂石不去，可伴见面色少华，乏力少气，舌淡，苔腻，边有齿痕，脉细而弱。

（3）气淋　实证表现为小便涩痛，点滴淋沥，小腹胀满疼痛，苔薄白，脉多沉弦；虚证表现为小便涩滞感，小腹坠胀，余沥不净，面色少华，舌淡，苔白腻，脉虚细无力。

（4）血淋　实证表现为小便热涩刺痛，尿色深红，或夹有血块，疼痛剧烈，或见心烦，舌苔黄腻，脉滑数；虚证表现为尿色淡红，尿痛涩滞不明显，腰酸膝软，神疲乏力，舌淡红，苔白腻，脉细数。

（5）膏淋　实证表现为小便浑浊如米泔水，置之沉淀如絮状，上有浮油乳脂，或混有血液，尿道热涩疼痛，舌红，苔黄腻，脉濡数；虚证表现为病久不已，反复发作，淋出如脂，小便涩痛反见减轻，但形体日渐消瘦，头昏无力，腰酸膝软，舌淡，苔腻，脉细弱无力。

（6）劳淋　小便不甚赤涩，但淋沥不已，时作时止，遇劳即发，腰酸膝软，神疲乏力，舌质淡，苔白腻，脉细弱。

3.鉴别诊断

（1）癃闭　癃闭以排尿困难，全日总尿量明显减少，点滴而出，甚则小便闭塞不通为临床特征。淋证以小便频急、淋沥不尽、尿道涩痛、小腹拘急、痛引腰腹为特征。其中，小便短涩、量少，排尿困难与癃闭相似，但癃闭排尿时不痛，每日小便总量远远低于正常，甚至无尿排出；而淋证排尿时疼痛，每日小便总量基本正常。

（2）尿血　血淋和尿血都有小便出血，尿色红赤，甚至尿出纯血等症状。两者鉴别的要点是有无尿痛。尿血多无疼痛之感，虽亦间有轻微的胀痛或热痛，但终不若血淋的小便淋沥而疼痛难忍。《丹溪心法·淋》曰："痛者为血淋，不痛者为尿血。"故一般将痛者称为血淋，不痛者称为尿血。

（3）尿浊　淋证的小便浑浊需与尿浊相鉴别。尿浊虽然小便浑浊，白如泔浆，与膏淋相似，但排尿时尿出自如，无疼痛滞涩感，与淋证不同。两者以有无疼痛为鉴别要点。

（三）中医治疗

尹翠梅认为，泌尿系感染在急性发作时兼有口干、口苦，舌质红，苔黄厚腻，脉弦滑，为湿热蕴结下焦所致，长期未得根治，迁延日久者转慢性，多见腰酸腰痛、气短乏力、少腹拘急、食少便稀，或下肢浮肿，舌胖大，脉细滑，则成脾肾两虚湿热下注证。主张在热淋、血淋、气淋、石淋、膏淋、劳淋的分类基础上，结合疾病急慢性的特点区分用药。急性发作期当以清热利湿、通淋止痛立法，在基础分型基础上加用清热解毒燥湿通淋方（即白头翁汤加土茯苓、苦参）。慢性发作期以健脾补肾、解毒通淋立法，治疗使用消食助运方合清热解毒燥湿通淋方加续断、生地黄、杜仲。

1.辨证治疗

（1）热淋

治法：清热解毒，利湿通淋。

方剂：八正散或清热解毒燥湿通淋方加减。

药物组成：苦参、土茯苓、白头翁、黄连、黄柏、秦皮、萹蓄、瞿麦、车钱子、生甘草。

加减：兼见血淋者，加小蓟、白茅根；兼发热者，加金银花。

备注：八正散清热解毒力强，对于热淋症见热重明显者效佳；清热解毒燥湿通淋方（即白头翁汤加土茯苓、苦参）则较八正散清解下焦湿气之力更强。

（2）石淋

治法：清热利尿，通淋排石。

方剂：①实证：清热解毒燥湿通淋方加减；②虚证：消食助运方加减。

药物组成：①实证：苦参、土茯苓、白头翁、黄连、黄柏、秦皮、石韦、冬葵子、瞿麦、车前子。②虚证：陈皮、茯苓、半夏、生甘草、生薏苡仁、泽兰、白头翁、黄连、秦皮、浙贝母、生黄芪。

加减：石淋明显者，加金钱草、海金沙、鸡内金排石消坚；尿中带血者，加小蓟、生地黄、藕节凉血止血。

（3）气淋

治法：①实证：利气疏导；②虚证：补中益气兼化痰湿。

方剂：①实证：沉香散；②虚证：补中益气汤合二陈汤加减。

药物组成：①实证：沉香、陈皮、当归、白芍、甘草、石韦、冬葵子、滑石、王不留行。②虚证：黄芪、生白术、陈皮、升麻、柴胡、党参、当归、生甘草、半夏、茯苓。

加减：①实证：肝郁气滞明显者，加青皮、乌药、小茴香疏肝解郁；日久气滞血瘀者，加红花、赤芍活血化瘀。②虚证：若服补益药后，反增小腹胀满，为兼湿热，加车前草、白茅根、滑石清热利湿。

（4）血淋

治法：①实证：清热通淋，凉血止血；②虚证：滋阴清热化湿，补虚止血。

方剂：①实证：清热解毒燥湿通淋方合小蓟饮子加减；②虚证：知柏地黄丸合消食助运方加减。

药物组成：①实证：苦参、土茯苓、白头翁、黄连、黄柏、秦皮、小蓟、生地黄、藕节、当归、淡竹叶、甘草。②虚证：知母、黄柏、熟地黄、山萸肉、山药、牡丹皮、泽泻、茯苓、半夏、陈皮、枳实、生白术、生薏苡仁。

加减：虚不摄血者，加旱莲草、阿胶、小蓟、地榆补虚止血。

（5）膏淋

治法：①实证：清热利湿，分清泄浊；②虚证：补虚固涩。

方剂：①实证：程氏萆薢分清饮；②虚证：膏淋汤合二陈汤加减。

药物组成：①实证：萆薢、石菖蒲、黄柏、车前子、白术、茯苓、莲子心、丹参。②虚证：党参、山药、地黄、芡实、龙骨、牡蛎、白芍、陈皮、半夏、茯苓、甘草。

加减：湿热明显者，加土茯苓、荠菜；小腹胀，尿涩不畅者，加乌药、青皮；小便夹血者，加小蓟、蒲黄、藕节、白茅根。

备注：脾肾两虚，中气下陷，肾失固涩者，可用补中益气汤合七味都气丸益气升陷，滋肾固涩。

（6）劳淋

治法：健脾益肾，化湿通淋。

方剂：无比山药丸合二陈汤加减。

药物组成：山药、茯苓、泽泻、熟地黄、山茱萸、巴戟天、菟丝子、杜仲、牛膝、五味子、肉苁蓉、赤石脂、半夏、陈皮、泽兰叶。

备注：若脾虚气陷，症见小腹坠胀、小便点滴而出，可与补中益气汤同用，以益气升陷；若肾阴亏虚，症见面色潮红、五心烦热，舌红少苔，脉细数，可与知柏地黄丸同用，以滋阴降火。

2.中成药治疗

（1）三金片　具有清热解毒、利湿通淋的功效，主治下焦湿热所致的热淋，症见小便频数短赤，热淋涩痛者。

（2）清淋颗粒　具有清热泻火、利尿通淋的功效，主治膀胱湿热所致的淋证，症见小便频，小便涩痛，淋沥不尽，小腹胀满，口咽干燥者。

3.其它治疗

（1）针灸治疗　急性病证当以疏导清热，气化利湿之法为主；慢性病证则以益肾利湿，助化清热之法为主，并联合运用各种针刺手法行针、留针。常用取穴为阴陵泉、中极、三阴交，若发热则加曲池，急性发作则加地机，慢性感染则加太溪。

（2）推拿治疗　选取中极、小腹、脾俞、关元、气海、三阴交（双侧）、命门、肾俞等穴位。操作时使病人仰卧于按摩床上，医生按顺时针方向用手掌部揉5分钟小腹，每分钟15次左右为常规频率，然后取穴气海、关元、中极，用手指各按揉2分钟。让病人改换为俯卧于病床上，医生选取脾俞、肾俞、命门、三阴交逐穴按揉2分钟。

三、病案实录

病案一：热淋（湿热下注证）

王某，男性，57岁。初诊：2019年3月16日。

【主诉】尿频、尿急、排尿灼热感1个月。

【现病史】1个月前出现尿频、尿急，排尿灼热感，遂即增加饮水量，稍有好转，但不能痊愈。自行服用诺氟沙星胶囊5天，症状虽有改善，但仍不能痊愈，遂来就诊。刻下症：尿频、尿急、排尿灼热感，有时伴有疼痛、腰酸困，形体消瘦，口腔异味，大便臭秽，舌红，苔黄厚腻，脉弦。

【既往史】2型糖尿病病史6年，吸烟史20余年。素喜肥甘。否认药物过敏史。

【查体】肾区叩痛（-），双下肢无水肿。

【辅助检查】

①尿常规：白细胞（+）红细胞（-），尿糖（+-）。

②FPG：8.1mmol/L。

③泌尿系彩超：未见明显异常。

【中医诊断】热淋（湿热下注证）。

【西医诊断】泌尿系感染，2型糖尿病。

【辨证分析】尿频、尿急、尿痛，尿道刺激征明显，属"淋证"之范畴。排尿灼热感，系为热淋。素喜肥甘，口腔异味，大便臭秽，舌红，苔黄厚腻，为湿热下注之征。

【治法】清热燥湿，解毒通淋。

【处方】二陈汤合清热解毒燥湿通淋方加减。

陈皮12g、茯苓15g、半夏9g、生甘草6g、土茯苓30g、黄柏10g、苦参

10g、泽兰10g、白头翁10g、黄连10g、秦皮10g、车前草30g。10剂，水煎服，日1剂，早晚分服。

嘱患者戒烟并清淡饮食；控制血糖，规律监测血糖。

后随访，诸症消退，复查尿常规示未见异常，血糖控制达标。

病案二：消渴病并发劳淋（脾肾两虚，湿瘀互阻）

郑某，女性，63岁。初诊：2018年10月12日。

【主诉】尿频、尿灼热间断发作2年。

【现病史】2型糖尿病病史10余年，近2年反复出现尿路感染症状，每次发病表现为尿频、小便不畅、小便灼热感，无尿痛。尿常规镜检可见大量白细胞，自行口服诺氟沙星后缓解，但停药后易复发。近日劳累后复发，症见尿频，尿灼热，小便点滴淋沥不尽，夜尿3~5次，口干口苦，神疲懒言，腰酸腿困，大便2日1行，舌暗红，苔厚腻微黄，舌下瘀，脉弦少力。

【既往史】否认药物过敏史。2型糖尿病病史10余年。

【体格检查】无肾区叩击痛，双下肢轻度指凹性水肿。

【实验室检查】

①血糖：空腹血糖10.3mmol/L，餐后2小时血糖15.3mmol/L。

②尿常规：尿糖（+++），尿白细胞20~30个/HP，尿蛋白（-），尿红细胞（-）。

【中医诊断】消渴病并发劳淋（脾肾两虚，湿瘀互阻证）。

【西医诊断】2型糖尿病并发泌尿系感染。

【辨证分析】糖尿病病史10余年，消渴病诊断明确。近2年来反复出现小便频、灼热、淋沥不尽，符合淋证的诊断标准。淋证日久，劳累后易复发，神疲懒言，腰酸腿困，为肾虚之征；小便淋沥不尽，双下肢轻度指凹性水肿，舌苔厚腻，为脾虚湿浊内阻之征；舌暗红、舌下瘀，为久病入络成瘀之象；故辨为脾肾两虚，湿瘀互阻证，系虚实夹杂之证。

【治法】健脾补肾，化瘀除湿。

【处方】健脾除湿清淋方加减。

陈皮12g、茯苓15g、半夏9g、生甘草6g、土茯苓30g、黄柏10g、生薏苡仁20g、泽兰10g、白头翁10g、黄连10g、秦皮10g、浙贝母10g、生黄芪30g、苍术10g、车钱草30g、怀牛膝10g、桑寄生30g、鸡血藤30g。7剂，水煎服，日1剂，早晚分服。

二诊：2018年10月20日。精神好转，小便频急及灼热感明显减轻，仍有小便淋沥，夜尿2~3次，下肢水肿不显，舌暗，苔白，脉沉弦。尿常规示白细胞3~5个/HP，尿糖（+）。

【辨证分析】小便频急、灼热感明显减轻，说明湿热已基本清除，但仍有痰湿，治以健脾补肾除湿。

【处方】二陈汤加减。

生黄芪30g、怀牛膝10g、桑寄生30g、葛根30g、山药30g、清半夏9g、陈皮12g、茯苓12g、枳实10g、竹茹10g、益智仁30g、鸡血藤30g、车钱草30g、生甘草6g。15剂，水煎服，日1剂，早晚分服。

后随访，诸症基本消除，复查尿白细胞（−），未再复发。

病案三：淋证（脾肾两虚，湿热内蕴证）

王某，女性，73岁。初诊：2019年2月27日。

【主诉】尿频、尿急，时有尿道灼热间断出现10余年。

【现病史】体乏无力，恶风寒，易感冒，头重如裹，四肢酸楚，尿频、尿急，时有尿道灼热10余年，服抗生素可减轻但不能治愈，腹胀纳呆，下肢微肿发凉，大便溏泻，食冷加重，少腹拘急隐痛。舌大，苔白厚腻，脉沉滑数。

【既往史】否认糖尿病及高血压等慢性病病史，否认药物过敏史。

【辅助检查】

①尿常规：尿蛋白（−），白细胞（+）。

②尿培养：大肠埃希氏菌阳性。

③彩超：颈动脉硬化，有小斑块。

④胃镜：慢性浅表性胃炎。

【中医诊断】淋证（脾肾两虚，湿热内蕴证）。

【西医诊断】泌尿系感染。

【辨证分析】老年女性，操劳过度，久思伤脾，"脾为生气之源""肺为主气之枢""肾为气之根"，肺、脾、肾三脏之气不足。《素问·刺法论》曰："正气存内，邪不可干"，《素问·评热病论》曰："邪之所凑，其气必虚"，故易感冒。脾虚湿盛，故身乏，四肢酸楚，头重如裹；脾运化无权，水湿停聚，发为腹泻，腹胀，纳呆；久病肾虚，故腰膝酸软；湿郁久化热，湿热蕴于膀胱，尿路刺激症状加重，尿频、尿急、尿道灼热，少腹拘急，影响睡眠；舌大，苔白厚腻，脉沉滑数为脾虚湿热之征。

【治法】健脾补肾，解毒通淋。

【处方】消食助运方合清热解毒燥湿通淋方加减。

制半夏9g、陈皮12g、茯苓12g、生甘草6g、枳实10g、泽兰10g、生薏苡仁20g、焦三仙各10g、生白术12g、土茯苓30g、黄柏10g、秦皮10g、续断12g、金樱子15g、延胡索10g、鸡血藤30g。7剂，水煎服，日1剂，早晚分服。

二诊：2019年3月29日。尿路刺激症状大减，气短易感冒，胃不喜冷食，时有嘈杂，大便仍偏稀，舌大，苔白厚，脉沉细。

【辨证分析】尿路刺激征明显改善，急则治标，缓则治本，故从脾肾阳虚证论治。

【治法】健脾除湿补肾。

【处方】消食助运方加减。

制半夏9g、陈皮12g、茯苓12g、生甘草6g、枳实10g、泽兰10g、生薏苡仁20g、焦三仙各10g、生白术12g、藿香10g、佩兰10g、生黄芪30g、防风10g、续断12g、巴戟天10g、延胡索10g。7剂，水煎服，日1剂，早晚分服。

三诊：2019年4月17日。尿路刺激征消失，唯胃仍有嘈杂，腹胀，大便已转正常，略有口干苦，苔转白，舌面少津，脉沉细。

【辨证分析】尿道刺激征象已无，气短易感冒等症已减，现以胃嘈杂、腹胀等脾胃虚弱之征为主，治疗当在健脾除湿基础上补气固本，平调阴阳。

【处方】消食助运方加减。

制半夏9g、陈皮12g、茯苓12g、生甘草6g、枳实10g、泽兰10g、生薏苡仁20g、焦三仙各10g、生白术12g、生黄芪10g、防风10g、女贞子10g。15剂，水煎服，日1剂，早晚分服。

后随访，淋证未再复发。

四、诊疗品析

【病案一品析】本案患者热淋症状典型，有糖尿病病史及吸烟史，且素喜肥甘，尹翠梅以清热解毒通淋，健脾除湿立法治疗，选用二陈汤合清热解毒燥湿通淋方加减，疗效满意。

【病案二品析】本案患者初诊时虽以尿频、尿急为主要表现，但因反复发作，对相关抗菌药物已耐受，故服用左氧氟沙星效不显。尹翠梅以"急则治标，缓则治本"为原则，初诊以健脾补肾，化瘀除湿立法，选用健脾除湿清淋方加减。方中苍术、黄柏、牛膝、薏苡仁四味药取四妙散之意，清利下焦湿热；苍术燥湿健脾；生薏苡仁渗湿健脾；怀牛膝、桑寄生补肝肾，强筋骨，壮腰膝；车钱草祛湿利小便，正所谓"祛湿不利小便，非其治也"；鸡血藤助泽兰活血利水。二诊时尿频、尿急、灼热感症状明显改善，此时本虚证明显，故在二陈汤基础上加强补脾补肾力量，以达到标本同治的效果。三诊时症状已明显改善，此时标已去，本虚症状明显，故治疗以补为要。

【病案三品析】本案系脾肾两虚，湿热蕴结膀胱所致，故初诊时选用消食助运方健脾以助水湿运化，清热解毒燥湿通淋方以解毒通淋，改善尿路刺激征症状，并加用少量补肾药以脾肾同治，加用鸡血藤助泽兰活血利水。二诊在消食助运基础上加用玉屏风散扶正祛邪，侧重温肾助阳之力。三诊仍加用玉屏风散扶正，另加用女贞子补阴，意在平衡阴阳，巩固疗效。

（任海霞）

第八节 脂肪肝——代谢相关脂肪性肝病

代谢相关脂肪性肝病（metabolic associated fatty liver disease，MAFLD）是由非酒精性脂肪性肝病（NAFLD）更名而来，代谢相关脂肪性肝病是与胰岛素抵抗和遗传易感密切相关的以肝细胞大泡性脂肪变为病理特征的慢性肝病，临床所见的代谢相关脂肪性肝病绝大多数是肥胖、2型糖尿病（T2DM）和代谢综合征累及肝脏的病理表现。

一、西医概述

1.流行病学

随着肥胖的流行和代谢综合征患病率的迅速增长，代谢相关脂肪性肝病（MAFLD）已成为我国第一大慢性肝病和健康体检肝脏生物化学指标异常的首要原因。MAFLD全球患病率高达25%，其中20%将发展成为肝硬化。此外，MAFLD是隐源性肝硬化的主要原因，也是肝移植的第二大原因。

2.病因病机

现代社会生活中，富含饱和脂肪酸、胆固醇的高热量饮食结构，不健康的饮食行为，久坐少动的生活方式，以及长期缺乏体育锻炼，是肥胖、糖脂代谢紊乱和脂肪肝共同的危险因素和发病原因。尽管脂肪肝与肥胖密切相关，但非肥胖甚至体重指数正常的群体，脂肪肝亦不少见。1年内体重增加3%以上、女性绝经后缺乏运动、腹部内脏脂肪增多和四肢骨骼肌减少及其诱导的胰岛素抵抗，是脂肪肝和代谢功能障碍发生的共同机制。此外，高尿酸血症、甲状腺功能减退症、睡眠呼吸暂停综合征、多囊卵巢综合征等，也是脂肪肝发生和发展的危险因素。

3.诊断标准

存在下面两种及以上代谢异常风险因素定义为心血管代谢异常风险和MAFLD风险增加。

①腰围：亚洲人男性腰围≥90cm，女性腰围≥80cm。

②血压≥130/85mmHg或接受降血压药物治疗。

③血液甘油三酯≥1.7mmol/L，或接受降血脂药物治疗。

④血浆高密度脂蛋白胆固醇：男性血浆高密度脂蛋白胆固醇<1.0和女性血浆高密度脂蛋白胆固醇<1.3mmol/L，或接受调脂药物治疗。

⑤糖尿病前期：空腹血糖5.6~6.9mmol/L，或餐后2小时血糖7.8~11.0mmol/L，或糖化血红蛋白为5.7%~6.4%。

⑥稳态模型评估胰岛素抵抗指数：≥2.5。

⑦血液超敏C反应蛋白>2mg/L。

4.实验室检查

MAFLD的诊断流程图如下所示。

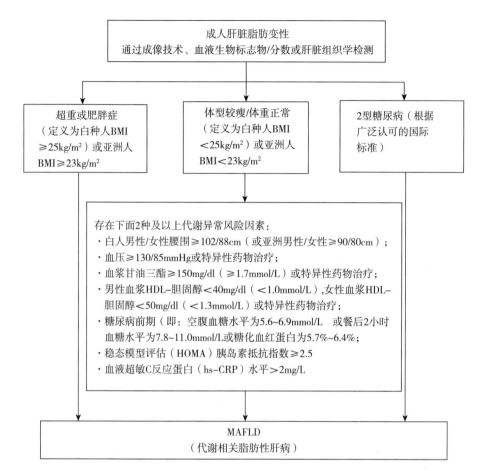

成人肝脏脂肪变性
通过成像技术、血液生物标志物/分数或肝脏组织学检测

| 超重或肥胖症（定义为白种人BMI≥25kg/m²或亚洲人BMI≥23kg/m² | 体型较瘦/体重正常（定义为白种人BMI<25kg/m²）或亚洲人BMI<23kg/m² | 2型糖尿病（根据广泛认可的国际标准） |

存在下面2种及以上代谢异常风险因素：
· 白人男性/女性腰围≥102/88cm（或亚洲男性/女性≥90/80cm）；
· 血压≥130/85mmHg或特异性药物治疗；
· 血浆甘油三酯≥150mg/dl（≥1.7mmol/L）或特异性药物治疗；
· 男性血浆HDL-胆固醇<40mg/dl（<1.0mmol/L），女性血浆HDL-胆固醇<50mg/dl（<1.3mmol/L）或特异性药物治疗；
· 糖尿病前期（即：空腹血糖水平为5.6~6.9mmol/L 或餐后2小时血糖水平为7.8~11.0mmol/L或糖化血红蛋白为5.7%~6.4%）；
· 稳态模型评估（HOMA）胰岛素抵抗指数≥2.5
· 血液超敏C反应蛋白（hs-CRP）水平>2mg/L

MAFLD
（代谢相关脂肪性肝病）

除了以上三个标准之一，即超重/肥胖、存在2型糖尿病（T2DM）或代谢紊乱的证据之外，MAFLD的诊断标准同时基于肝脏脂肪堆积（肝脂肪变性）的组织学（活检）、影像学成像或血液生物标志物证据。

5.鉴别诊断

代谢相关脂肪性肝病需与能够引起肝脏损伤的其他一些病变相鉴别，如病毒性肝炎、药物性肝病、全胃肠外营养、肝豆状核变性和自身免疫性肝病等能导致脂肪肝的特定疾病。通常根据一些相关的病史特点及临床症状，再结合相关的辅助检查、实验室方面的检查，以及自身抗体检测、脂肪性肝病的影像学检查等，都能进行诊断和鉴别诊断。必要时完善肝组织学病理检查，可进行鉴别诊断。

6.西医治疗

（1）健康宣传教育，改变生活方式　通过健康宣教，纠正不良生活方式和行为，推荐中等程度的热量限制；改变饮食组分，建议低糖、低脂的平衡膳食；中等量有氧运动，每周4次以上，累计锻炼时间至少150分钟。

（2）控制体质量，减少腰围　合并肥胖的MAFLD患者如果改变生活方式6~12个月体质量未能降低5%以上，建议谨慎选用二甲双胍、西布曲明、奥利司他等药物进行二级干预。除非存在肝功能衰竭、中重度食管-胃静脉曲张，重度肥胖症患者在药物减肥治疗无效时，可考虑上消化道减肥手术。

二、中医概述

（一）病因病机

MAFLD可归属于中医学中"肝着""胁痛""湿阻"等范畴。病因可归结为过食肥甘、劳逸失度、情志失调、脾肾亏虚，以及他病迁延等。尹翠梅认为饮食不节、恣食肥甘为MAFLD的始发因素，脾虚失运为形成关键，贯穿整个MAFLD发病的始终。痰瘀互结，蓄积于肝为病机的核心。脾失健运，饮食水谷反成痰浊水湿，阻滞中焦，影响全身气机条达，从而影响肝之疏泄；肝之疏泄不利，又可横逆犯脾，影响脾之健运，痰湿内停，导致肝脾同病。痰既是病理因素，又是病理产物，其性黏滞导致病因不易祛除，邪伏体内而使疾病胶着难愈，导致痰浊瘀滞中焦。痰为瘀之渐，瘀为痰之变，痰阻则血难行，血凝则痰难化，久则痰瘀互结。

（二）中医诊断

1.疾病诊断

代谢相关脂肪性肝病的临床表现不尽相同，约有25%的轻度脂肪肝无明显的临床症状，随着病情的发展，中重度脂肪肝症状较明显，有类似慢性肝炎或消化不良的表现，出现两肋胀痛或隐痛，疲倦乏力，食欲不振，恶心呕吐，上腹胀满等。

2.证候诊断

（1）肝郁脾虚证　胁肋胀闷，抑郁不舒，倦怠乏力，腹痛欲泻或伴有腹胀不适、食欲不振、恶心欲吐、大便不调、时欲太息等症，舌质淡红，苔薄白或白，有齿痕，脉弦细。

（2）痰浊内阻证 体态肥胖，右胁不适或胀闷，周身困重，大便黏滞不爽或伴有脘腹胀满、倦怠无力、食欲不振、头晕恶心等症，舌质淡，舌苔白腻，脉沉滑。

（3）湿热蕴结证 右胁肋部胀痛，周身困重，脘腹胀满或疼痛，大便黏腻不爽或伴有身目发黄、小便色黄、口中黏滞、口干口苦等症，舌质红，舌苔黄腻，脉弦滑或濡数。

（4）痰瘀互结证 胁肋刺痛或钝痛，或胁下痞块，面色晦暗，形体肥胖或伴有胸脘痞满、咯吐痰涎、纳呆厌油、四肢沉重等症，舌质暗红、有瘀斑，舌体胖大，边有齿痕，苔腻，脉弦滑或涩。

（三）中医治疗

1.辨证治疗

（1）肝郁脾虚证

治法：疏肝健脾。

方药：二陈汤合逍遥散加减。

药物组成：陈皮、茯苓、甘草、柴胡、当归、白芍、白术。

（2）痰浊内阻证

治法：健脾益气，化痰祛湿。

方药：二陈汤加减。

药物组成：半夏、陈皮、茯苓、甘草、薏苡仁、泽泻。

加减：头晕胀重如裹，昏昏欲睡较重，加藿香、佩兰、石菖蒲除湿；食欲亢进，加黄芩；伴畏寒，加桂枝助阳；伴乏力明显，加生黄芪、党参补气；腹胀而满，加厚朴、枳壳理气散结；纳差，加佛手、生山楂理气开胃；伴气虚推动无力所致血瘀，加桃仁、红花、川芎、益母草活血化瘀。

（3）湿热蕴结证

治法：清热利湿。

方药：二陈汤合茵陈蒿汤加减。

药物组成：半夏、陈皮、茯苓、茵陈、栀子、大黄。

（4）痰瘀互结证

治法：活血化瘀，祛痰散结。

方药：二陈汤合膈下逐瘀汤加减。

药物组成：陈皮、茯苓、红花、桃仁、五灵脂、赤芍、牡丹皮、延胡索、川芎、当归、香附、乌药、枳壳。

加减：发热、身热不扬、头痛而重，口苦，加茵陈、黄连；潮热烦躁，加银柴胡、地骨皮；肝区痛甚，加郁金；乏力气短，加黄芪、太子参、炒白术；食少纳呆，加山楂、鸡内金、炒谷芽、炒麦芽；口干，舌红少津，加葛根、玄参、石斛。

2.中成药治疗

（1）强肝胶囊　用于脾虚气滞、湿热内阻证。

（2）逍遥散　适用于肝郁脾虚证。

（3）桑葛降脂丸　适用于脾肾亏损，痰湿瘀阻证。

（4）茵栀黄颗粒　适用于湿热内蕴证。

（5）大黄䗪虫丸　适用于痰瘀互结证。

（6）绞股蓝总苷片　适用于气虚痰阻证。

（7）壳脂胶囊　适用于痰湿内阻、气滞血瘀或兼有肝肾不足郁热证。

（8）血脂康胶囊　适用于脾虚痰瘀阻滞证。

3.其他治疗

针灸治疗，一般取穴丰隆、足三里、太冲、肝俞、三阴交等，根据患者的情况采取不同手法及方式，或补或泻，或针或灸，或采用其他穴位刺激法。同时，根据辨证加减，肝郁气滞，加行间，用泻法；肝肾两虚，加太溪、照海、复溜，用补法；瘀血内阻，加血海、地机，用泻法；痰湿困脾，加公孙、商丘，用泻法，每次取6~7个穴位，留针30分钟，期间行针1次，15次为1个疗程。

三、病案实录

病案一：肝着（脾虚痰瘀证）

闫某，男性，68岁。初诊：2020年9月23日。

【主诉】肝区不适间断发作1个月余。

【现病史】16年前，体检发现脂肪肝，未予以重视。平素饮食不注意，运动少。6年前，因肺炎住院，发现血糖升高，予门冬胰岛素三餐前及地特胰岛素睡前注射治疗，院外患者自行停止睡前地特胰岛素，现门冬胰岛素三餐前各8iu，血糖控制不佳。现症见：肝区不适间断发作，偶有刺痛，时有口干不欲饮，纳呆痞满，乏力，痰多，泡沫尿，眠差，纳可，大便1~2日一行，舌体大，苔白，舌下瘀，脉细弦。

【既往史】否认药物过敏史。

【个人史】饮酒史43年，一次饮3~4两白酒；抽烟史20年，现戒烟1年半。

【辅助检查】

①实验室检查：空腹葡萄糖7.79mmol/L，餐后1小时葡萄糖14.72mmol/L，餐后2小时葡萄糖13.84mmol/L，餐后3小时葡萄糖7.77mmol/L；糖化血红蛋白5.9%；空腹C肽3.13ng/ml，餐后1小时C肽6.412ng/ml，餐后2小时C肽12.00ng/ml，餐后3小时C肽9.53ng/ml；尿常规：尿糖（+）；潜血（+）；蛋白质（+++）；尿微量白蛋白525.3mg/L，乙酰-β-D氨基葡萄糖苷酶/肌酐30.77U/g.Cr，微量白蛋白/肌酐908.20mg/g.Cr，尿α$_1$-微球蛋白82.2mg/L，尿β$_2$-微球蛋白0.51mg/L，尿N-乙酰-β-D-氨基葡萄糖17.80U/L，尿转铁蛋白107.10U/L；尿免疫球蛋白68.1mg/L；总胆固醇6.58mmol/L，甘油三酯3.45mmol/L，低密度脂蛋白胆固醇4.76mmol/L，载脂蛋白B 1.55g/L；载脂A1/载脂B 0.98；血肌酐（-），血尿素氮（-），血尿酸（-）。

②彩超示：脂肪肝，肝内钙化灶，前列腺增生，双侧颈动脉粥样硬化症，右侧颈内动脉起始处硬化斑块形成。

③骨密度：骨量减少。

④肌电图：广泛轻度周围神经损伤。

⑤体格检查：身高176cm，体重71kg，BMI 22.92kg/m^2，BP 142/88mmHg，双下肢浮肿。

【中医诊断】肝着（痰浊内阻兼血瘀证）。

【西医诊断】脂肪肝，2型糖尿病，高血压病，血脂异常，颈动脉斑块，前列腺增生。

【辨证分析】饮食不节，过食膏粱厚味，致脾胃壅盛。脾升胃降失常，则见纳呆痞满；痰湿内聚，阻滞经络，使气郁不行，瘀血内停，肝脉瘀阻，故见肝区不适伴有刺痛；脾胃运化失常，津液不能上承，故见口干不欲饮；痰湿瘀血久聚于内，因实致虚，故见乏力。舌体大，苔白，舌下瘀，脉细弦，为痰浊内阻兼血瘀之象。

【治法】健脾化痰祛瘀。

【处方】二陈汤合膈下逐瘀汤加减。

陈皮12g、茯苓20g、清半夏9g、麸炒白术10g、甘草6g、鸡内金10g、莱菔子10g、桃仁10g、红花10g、枳壳10g、柴胡10g、炒酸枣仁30g。7剂，水煎服，日1剂，早晚分服。

【西医治疗】

①吡格列酮二甲双胍片：15mg/500mg，2次/日，口服。

②那格列奈片：120mg，3次/日，口服。

③盐酸贝尼地平片：4mg，晨服一次。

二诊：2020年9月30日。肝区不适减轻，纳呆痞满仍有，大便可，乏力，睡眠差，体重减1~2斤，舌体大，苔白有裂纹，舌下瘀，脉细弦。

【辨证分析】肝区不适伴刺痛减轻，效不更方。纳呆痞满缓解不明显，加山楂、神曲、麦芽消积除胀，行气健脾。

【处方】二陈汤合膈下逐瘀汤加减。

上方加焦山楂10g、焦六神曲10g、炒麦芽10g。7剂，水煎服，日1剂，早晚分服。

【西医治疗】

①吡格列酮二甲双胍片：15mg/500mg，2次/日，口服。

②那格列奈片：120mg，3次/日，口服。

③盐酸贝尼地平片：4mg，晨服一次。

三诊：2020年10月8日。纳呆痞满未作，大便畅，小便泡沫消失，眠可，神疲乏力亦无，肝区不适等症基本消失，舌红，苔白，脉细弦。空腹血糖6.5mmol/L；餐后2小时血糖10mmol/L。

【辨证分析】诸症缓解，效不更方，继续巩固治疗。

【处方】二陈汤合膈下逐瘀汤加减。

守二诊处方，30剂，水煎服，日1剂，早晚分服。

后随访，诸症消失，未再复发。

病案二：肝着（痰浊内阻证）

刘某，男性，60岁。初诊：2020年5月31日。

【主诉】右胁闷胀不适3个月余。

【现病史】5年前，体检发现脂肪肝，未予以重视。平素喜食肉食，运动少。3年前，体检发现血糖升高，口服二甲双胍0.25g，3次／日，血糖控制不佳。现症见：右胁闷胀不适，口干，口苦，纳呆，偶有恶心，脘腹胀满，倦怠乏力，二便调，舌质淡，苔白厚，脉沉滑。

【既往史】否认药物过敏史。高血压病史6年。

【辅助检查】

①实验室检查：空腹葡萄糖9.26mmol/L，餐后1小时葡萄糖18.45mmol/L，餐后2小时葡萄糖19.55mmol/L，餐后3小时葡萄糖12.40mmol/L；糖化血红蛋白7.0%；尿糖（+）；半乳糖苷酶/乙酰–β–D氨基L/NAG 0.41，乙酰–β–D氨基葡萄糖苷酶/Em 30.47U/g.Cr,微量白蛋白/肌酐 32.63mg/g.Cr，尿 α_1–微球蛋白 44.4mg/L，尿 β_2–微球蛋白 0.29mg/L，尿N–乙酰–β–D–氨基葡萄糖 19.80U/L，尿转铁蛋白＜5.00mg/L；甘油三酯 3.22mmol/L，载脂蛋白A 12.14g/L，载脂蛋白B 1.14g/L。

②彩超：重度脂肪肝，前列腺稍大。

③体格检查：身高163cm，体重75kg，BMI 28.23kg/m^2。

【中医诊断】肝着（痰浊内阻证）。

【西医诊断】脂肪肝，2型糖尿病，高血压病，肥胖症，前列腺增生。

【辨证分析】平素过食肥甘厚腻，饮食失调，湿热蕴积于肝胆，脉络失和，疏泄失司，故胁肋胀闷不适；湿热积于脾胃，碍之运化，水谷精微不循常道，聚于周身，故见肥胖；津液不能上承，故见口干；脾升胃降失司，气机痞塞不通，故见纳呆、恶心、脘腹胀满；舌质淡，苔白厚，脉沉滑，为痰浊内阻之象。

【处方】二陈汤加减。

陈皮12g、茯苓20g、清半夏9g、麸炒白术10g、甘草6g、麸炒枳实12g、焦山楂10g、焦六神曲10g、炒麦芽10g、鸡内金10g、旋覆花10g、黄连10g、胆南星10g。7剂，水煎服，日1剂，早晚分服。

【西医治疗】

①利拉鲁肽注射液：0.6mg，1次/日，皮下注射。

②米格列醇片：50mg，3次/日，口服。

二诊：2020年6月12日。自觉右胁胀闷不适减轻，食欲尚可，腹胀减轻，大便2~3天一行，乏力伴时有头晕、睡眠差，苔白厚，舌红，脉沉滑。

【辨证分析】纳呆恶心未作，腹胀减轻，胃降络和，痰浊仍存，故上方去旋覆花、黄连、胆南星，加薏苡仁利水渗湿，加酸枣仁安神助眠。

【处方】二陈汤加减。

上方去旋覆花、黄连、胆南星，加薏苡仁20g、炒酸枣仁30g。7剂，水煎服，日1剂，早晚分服。

【西医治疗】

①利拉鲁肽注射液：0.6mg，1次/日，皮下注射。

②米格列醇片：50mg，3次/日，口服。

三诊：2020年6月23日。右胁不适基本消失，二便调，眠可，乏力，苔白厚，舌红，脉沉细。空腹血糖：6.5mmol/L；餐后2小时血糖：10mmol/L。

【辨证分析】诸症好转，效不更方，继服1个月，巩固疗效。

【处方】二陈汤加减。

上方，30剂，水煎服，日1剂，早晚分服。

【西医治疗】

①利拉鲁肽注射液：0.6mg，1次/日，皮下注射。

②米格列醇片：50mg，3次/日，口服。

后随访患者，诸症消失，血糖控制尚可。

四、诊疗品析

【病案一品析】传统中医认为代谢相关脂肪性肝病的发生主要是由于饮食不当，过食肥甘厚味，过逸少劳，或复加情志失畅，导致肝失疏泄，脾失健运，水液内停，痰浊内生，气滞血瘀，气滞痰浊瘀血互相博结而成。《金匮要略》云："见肝之病，知肝传脾，当先实脾。"本案中脾虚痰湿是重要病机，故以二陈汤为法，健脾以治肝。气为血之帅，血为气之母，气行血亦行，气滞血亦滞。《景岳全书》曰："盖血积有形而不移，或坚硬而拒按；气痛流行而无迹，或倏聚而倏散。"气滞胁痛多为胀痛，血瘀胁痛多为刺痛，或舌有瘀点。治疗血瘀胁痛，应以疏肝理气解郁、化瘀活络止痛为法，故合膈下逐瘀汤加减，加鸡内金健脾消食。然脂肪肝一病非一日之疾，乃饮食不节日久积累者为多，故难速解，必须配合药物治疗，严格忌口。

【病案二品析】肝着又名肝胀，《灵枢·胀论》曰："肝胀者，胁下满而痛引小腹。"《金匮要略·五脏风寒积聚病脉证并治》曰："肝着，其人常欲蹈其胸上，先未苦时，但欲饮热，旋覆花汤主之。"肝着几乎全部伴有脾胃症状，肝随脾升，治疗大法重点在于行气健脾，疏肝通络。本案患者为明显的痰浊内阻证，二陈汤是祛痰通剂，方中半夏燥湿祛痰，陈皮理气健胃燥湿；茯苓健脾和中；甘草补脾益气，调和诸药，共奏燥湿化痰、理气和中之效。脾性喜运而恶滞，脾健不在补而在运，故加山楂、神曲、麦芽健脾消食；旋覆花、黄连、胆南星疏肝通络、理气化痰。诸药协同配用，肝脾同治，疗效满意。

（郭晓霞）

参考文献

［1］中华医学会糖尿病学分会.中国2型糖尿病防治指南（2020年版）［J］.中华糖尿病杂志，2021，13（04）：315-409

［2］中华中医药学会.糖尿病中医防治指南［J］.中国中医药现代远程教育，2011，9（04）：148-151

［3］中华中医药学会.糖尿病肾病中医防治指南［J］.中国中医药现代远程教育，2011，9（04）：151-153

［4］中华中医药学会糖尿病学分会.中医糖尿病临床诊疗指南［M］.北京：中国中医药出版社，2020

［5］中华医学会外科学分会血管外科学组.下肢动脉硬化闭塞症诊治指南［J］.中华医学杂志，2015，95（24）：1883-1896

［6］中国医疗保健国际交流促进会糖尿病足分会.中国糖尿病足诊治指南［J］.中华医学杂志，2017，97（04）：251-258

［7］中华医学会内分泌学分会.成人甲状腺功能减退症诊治指南［J］.中华内分泌代谢杂志，2017，33（02）：167-180

［8］中华医学会内分泌学分会，中华医学会外科学分会内分泌学组，中国抗癌协会头颈肿瘤专业委员会，中华医学会核医学分会.甲状腺结节和分化型甲状腺癌诊治指南［J］.中华内分泌代谢杂志，2012（10）：779-797

［9］中华医学会风湿病学分会.2016中国痛风诊疗指南［J］.中华内科杂志，2016，55（11）：892-899

［10］中华医学会编著.临床诊疗指南-妇产科学分册［M］.北京：人民卫生出版社，2007

［11］内分泌系统疾病基层诊疗指南编写专家组.肥胖症基层诊疗指南（2019年）［J］.中华全科医师杂志，2020（02）：95-101

［12］中华医学会妇产科学分会内分泌学组及指南专家组.多囊卵巢综合征中国

诊疗指南［J］.中华妇产科杂志，2018，53（01）：2-6

［13］中国痤疮治疗指南专家组.中国痤疮治疗指南（2019修订版）［J］.临床皮肤科杂志：2019，48（09）：583-588

［14］中国中西医结合学会皮肤性病专业委员会色素病学组，中华医学会皮肤病学分会白癜风研究中心，中国医师协会皮肤科医师分会色素病工作组.中国黄褐斑治疗专家共识（2015）［J］.中华皮肤科杂志，2016，49（08）：529-532

［15］张伯臾，董建华，周仲瑛编.中医内科学［M］.上海：上海科学技术出版社，1985，10：233-237

［16］薛芮，范建高.代谢相关脂肪性肝病新定义的国际专家共识简介［J］.临床肝胆病杂志，2020，36（06）：1224-1227